Roger Chedid

Meus Últimos 45 Dias

O Que Você Faria Se Estivesse em Meu Lugar?

1ª Edição

São Paulo

2020

Trilha
EDUCACIONAL

Meus Últimos 45 Dias – O Que Você Faria Se Estivesse em Meu Lugar?

Direitos de Edição e Impressão – Trilha Educacional Editora
Autor: Roger Chedid
Capa: Luysiane da Silva Costa
Revisão: Beatriz Giorgi
Editor: Luís Antonio Torelli
Projeto Gráfico e Editoração: Intacta Design
Produção de Vídeo: Nexus VR / Marcelo Santaniello e Felipe Coimbra

Dados Internacionais de Catalogação na Publicação (CIP)
(Câmara Brasileira do Livro, SP, Brasil)

Chedid, Roger
Meus últimos 45 dias: o que você faria se estivesse em meu lugar? / Roger Chedid.
-- 1. ed. -- São Paulo:
Trilha Educacional, 2020.

ISBN 978-65-87995-01-4

1. Atletas - Biografia 2. Autoajuda 3. Literatura brasileira 4. Memórias autobiográficas
5. Reflexões 6. Superação I. Título.

20-40700 **CDD - 796.092**

Índices para catálogo sistemático:
1. Atletas : Memórias autobiográficas 796.092

Maria Alice Ferreira - Bibliotecária - CRB-8/7964

Impresso no Brasil

Trilha Educacional Editora
Rua Pires da Mota, 265 – Aclimação
01529-001 – São Paulo/SP – Brasil
Fone: 55 11 3209-7495
contato@trilhaeducacional.com.br
www.trilhaeducacional.com.br

A Jesus, Aquele que inspira Paz em meu coração,
que não me deixa sofrer e ensinou-me que amar
é um dos maiores dons que Deus nos legou.
Esse Amor deve partir de nós incondicionalmente,
pois é dando que se recebe. Sempre senti o Amor de Deus
por mim e em mim. Infelizmente, o ser humano
ainda tem muita dificuldade de dizer
'eu te amo' para um ente querido.

Agradecimentos

(em ordem alfabética)

Dr. Alexandre Sadao Iutaka, Arquimedes Borges Tavares Jr., Bill Ryusaki (*in memoriam*), Cinthia Dalpino, Edgard Corona, Eduardo Ramos, Emerson Neves, Fabio Moreira, Fausto Chedid (*in memoriam*), Felipe Luchi, Dr. Franz Burini, Gabino Alarcon (*in memoriam*), Henrique do Valle, Henry Dan Kiyomoto, Jim Carroll, Dr. Leandro Calia, Jan Michel Milan, Jaques Lewkowicz, Julio A. de Souza, Luis Antônio Torelli, Dr. Marcelo Filardi, Marcelo Mathias, Maristela Aquaviva, Nilza Maria Marques Chedid (*in memoriam*), Paulo Alvarenga, Raul Gazolla, Regis Chedid, Renata Chedid, Renata Paiva, Rene Chedid, Ricardo Macchi, Apóstolo Rinaldo Seixas, Rony Chedid, Sami Chedid (*in memoriam*) e Vanessa Haddad.

PREFÁCIO

MINHA história se cruzou em vários momentos com o Roger e a primeira vez em que o vi ele era uma estrela dos saltos ornamentais. Um atleta de ponta que eu admirava e fazia piruetas e saltos ornamentais ainda adolescente.

Na segunda vez, eu fui estudar *kenpo* havaiano em 1994 e o conheci. Era ele quem tinha trazido aquela arte para o Brasil. Era um atleta forte, obstinado, me ensinava tanto e me deixava apaixonado pela arte marcial – uma característica do Roger era essa: fazer as pessoas se apaixonarem por aquilo.

Sua altíssima performance me deixava admirado. Ele fazia com excelência aquilo que se predispunha a fazer. Sempre estava em evidência em tudo. Depois disso, não tivemos mais contato. Soube que ele era querido por celebridades e profissionais da mídia, apresentava-se em programas de TV. Foi só em 2019 que minha esposa e a irmã dele se conectaram e conversaram sobre nós.

Quando vi quem era, fiquei emocionado. Combinamos um café e naquela conexão ele me contou sua história. Apesar da dificuldade física, ele tinha muita energia e me trazia uma perspectiva de vida diferente. Uma vida plena de consciência que valoriza o momento presente.

A coroação da história ocorreu no APP – meu evento de alta performance pessoal. Convidei para que ele fosse ao palco contar sua história e a plateia veio abaixo com seu relato emocionado. Milhares de pessoas refletiram sobre suas vidas e o aplaudiram de pé, durante minutos consecutivos e olharam para suas vidas e refletiram: o que fazer com 45 dias de vida?

O Roger é uma destas pessoas iluminadas que tem uma missão nesse planeta de conduzir a todos a uma direção melhor, apontando que sempre existe esperança. Sempre há uma saída.

Estar presente é seu lema. É uma escolha nossa. Pessoal e intransferível. E eu tenho certeza de que através deste livro ele trará reflexões profundas e te trará para o momento presente.

Paulo Alvarenga
São Paulo, 24 de julho de 2020

Sumário

Introdução

Depois de examinar a tomografia que eu tinha levado comigo, Dr. Sadao respirou fundo e olhou em meus olhos pasmo:

– Não é possível! Seu pescoço está quebrado, cara. Como é que ninguém nunca viu isso?, e logo completou:

– Precisamos fazer uma cirurgia urgente muito delicada e de alto risco. Não tem outra saída, sentenciou.

Minhas condições físicas estavam pra lá de precárias e estava convencido de que tinha chegado a meu limite. No dia anterior, em minhas conversas com Deus, tinha pedido uma solução definitiva: a cura ou a saída de campo. Quando o Dr. Sadao não me deu opção, apenas retorqui:

– Ok, mas eu preciso de uma prorrogação. 45 dias.

Diante do meu quadro, ele não teve como me negar. Saí do consultório, sentindo o mundo desacelerar lentamente até que, já sozinho, tudo ao meu redor parou, apenas meu coração me escutava, meio acabrunhado, enquanto eu falava com meus botões: "viver não é para amadores". Naquele momento, a simples ideia de deixar de existir atraiu um silêncio interior desconcertante que me guiou a lugares surpreendentes dentro de mim. Tudo e nada passaram a ser o reflexo um do outro e meu mundo ficou girando fora de órbita em busca de um novo sentido.

Desde cedo, tinha sido educado para ser um garoto exemplar e não poupava esforços para corresponder a essa expectativa. Sendo assim, aos 10 anos já fazia parte da Seleção Paulista de Futebol de Salão. Aos 11, sagrei-me vice-campeão brasileiro e campeão sul-americano, ambos em saltos ornamentais de trampolim. Com 19, eu já era faixa preta de caratê e me mudei para os Estados Unidos com o objetivo de treinar para os Jogos da XXIV Olimpíada em Seul na Coreia do Sul.

Enquanto treinava, fui contratado para fazer shows de saltos de grande altura (*high dive*) para a Maxwell Associates, uma das maiores empresas de shows aquáticos do mundo e, depois de um tempo, mudei-me para San Diego, Califórnia, onde trabalhei como um dos artistas da SeaWorld.

Quando voltei ao Brasil em 1995, minha vida profissional era uma parada de sucessos. Aproveitei os bons ventos da época para introduzir no Brasil o *kenpo* havaiano que tinha conhecido em Los Angeles em 1991. Além de grandes lutadores americanos, veio também meu mestre, o coreógrafo, dublê e ator de Hollywood, Mestre

Bill Ryusaki. Esse foi, talvez, o auge da minha carreira profissional. Éramos chamados para fazer demonstrações em programas de tevê de grande audiência e parecia que tudo iria dar certo...

Vocês já ouviram falar na Lei de Murphy? Dentre suas várias formulações, poderia destacar uma: "se alguma coisa pode dar errado, ela dará". Certo dia, toda a equipe americana estava no Centro de Treinamento do São Paulo Futebol Clube realizando mais um show, quando um de meus colegas caiu em cima de mim e sofri uma contusão. Após uma rápida recuperação, segui com minhas atividades normais.

Embora, na época, não tenha dado a devida importância ao ocorrido, esse acidente se tornaria um divisor de águas em minha vida. Continuei lutando na vida e no tatame. Fui para Paris competir no Campeonato Mundial de Defesa Pessoal, em 1997, e fiquei em 4º lugar. Logo depois, viajei para o Uruguai e fui campeão sul-americano de defesa pessoal.

No entanto, em 2005, já como professor de academia, comecei a sentir um desconforto físico. Primeiro, não aguentava ficar muito tempo em pé, depois, comecei a puxar a perna esquerda e, por um curto período, meu lado esquerdo do corpo ficou paralisado. Qualquer pessoa iria imediatamente realizar um *check-up* e, na realidade, era o que eu estava prestes a fazer quando meu pai foi hospitalizado com hepatite B e, dois dias depois, minha mãe foi internada com diabetes. O foco de minha vida mudou de repente, pois, além de trabalhar, passei a cuidar de meus pais e fui obrigado a adiar minha ida ao médico.

Em setembro do ano seguinte, meu pai faleceu e, em outubro, minha mãe. Como minhas dificuldades físicas ainda me incomodavam, em novembro, lá estava eu às voltas com os médicos para tentar descobrir o que havia de errado com minha saúde. A partir daí, foram seis anos, entre idas e vindas em consultas, em que foi aventada, inclusive, a possibilidade de esclerose múltipla. Os exames detectaram uma compressão da medula espinhal na altura das duas primeiras vértebras cervicais, fato que causou espécie nos médicos, pois, em casos similares documentados, o paciente ou tinha falecido ou ficado tetraplégico. Eles me tratavam como um milagre ambulante, o que efetivamente não me ajudava.

Minhas condições físicas continuavam a deteriorar gradualmente até que, em 2012, um fisioterapeuta, Henry Dan, orientou-me a procurar o médico ortopedista, especialista em coluna, Dr. Alexandre Sadao que, ao examinar uma ressonância magnética da minha coluna, identificou a fratura da segunda vértebra cervical, causada por aquele acidente de 17 anos atrás.

Nos 45 dias anteriores à cirurgia, investi todos os meus esforços em uma retrospectiva de minha vida, circum-navegando meu mundo de memórias, amigos e amores e me redescobrindo.

Este livro é meu diário de descobertas. Ao folheá-lo, você vai se deparar com esses instantâneos de diversas fases de minha trajetória. São ideias, emoções, vontades e atitudes que ilustram meu percurso.

A condição humana é a característica que nos une a todos. Ela nos proporciona um tesouro de experiências que pode e deve ser compartilhado, visto que nossos caminhos, de um jeito ou de outro, tangenciam aqui e acolá. Acredito que, se alguma de minhas vivências escapar destas páginas e puder tocar seu coração, este livro terá cumprido sua missão.

Roger Chedid
São Paulo, 20 de julho de 2020

1

O QUE PRECISA MORRER EM VOCÊ?

AQUELES 45 dias em que vivi na expectativa de que poderiam ser os últimos abalaram os alicerces de minha vida e me colocaram cara a cara comigo mesmo. Embora devêssemos conviver pacificamente com a ideia de que a morte nos espreita a todo momento, somos educados a desconsiderá-la por completo. Todos e tudo ao nosso redor nos ensinam que a morte é quase uma anomalia. Encará-la como parte do processo natural da vida é tabu em nossa sociedade ocidental. Instintivamente desviamos o olhar dessa realidade e nossa educação, desde o berço, colabora para sedimentar esse comportamento.

Eu também fui educado assim e quando tive de olhar a morte de perto, senti-me como se a árvore da minha vida tivesse sido arrancada pelas raízes. Toda a seiva das verdades que alimentavam minha vida cessou de circular em minhas veias. Minhas raízes já não tocavam a terra, a terra que abrigava tudo o que eu era e tudo o que conhecia. Até meus hábitos, as pequenas coisas que eu fazia no dia a dia, perderam sentido. Ao pairar sobre essa terra, pela primeira vez, eu a vi com outros olhos e senti uma necessidade urgente de fazer uma retrospectiva de minha vida. Contemplei a vida como um todo. Entendi que ela não é linear. Muito pelo contrário, é cheia de desvios de percurso e nada acontece por acaso.

Nessa retrospectiva, vi onde eu estava, compreendi que meu presente era, de certa maneira, o reflexo de tudo o que tinha construído no passado. Coloquei minha vida nos pratos de uma balança. Em um deles, coloquei tudo o que tinha sido até então essencial em minha vida e no outro, subi nu, despido de todas as medalhas de meu peito, frágil, somente eu e minhas incertezas do futuro. Vi que algumas coisas tinham de morrer em mim se eu quisesse entrar em um equilíbrio interior. Afinal de contas, depois de tantas lutas, queria paz. E para isso, eu tinha de baixar a bola. Em certo sentido, morri. Aliás, eu morri várias vezes nesses 45 dias.

Essa experiência de morrer e continuar vivendo tem o poder de mudar tudo: nossos pensamentos, nossas vontades, nossas emoções e nossas atitudes, tudo se fragmenta. Você fica olhando os mil e um pedaços de sua vida racional, emocional e prática girando ao seu redor, como se fossem parte de um gigantesco caleidoscópio. As figuras se encaixam e formam um certo sentido para, logo em seguida, se desmancharem no ar. Sim, posso dizer que muitas coisas morreram dentro de mim nesses 45 dias.

Em primeiro lugar, eu diria que morreram a prepotência e a arrogância que me acompanhavam, talvez, desde a infância. Para dizer a verdade, não sei quando elas passaram a fazer parte de meu caminho, só sei que estavam presentes em cada esquina de minha vida. Eu achava que entendia de tudo e, com o passar do tempo, minhas vitórias nas lutas fomentaram a ideia de que eu era melhor que os outros. Vivia de forma arrogante, prepotente, sempre tinha de ter razão em tudo, era o sabe-tudo, o macho alfa.

No fundo, no fundo, eu era tímido e cultivava essa arrogância como uma cortina de fumaça. A prepotência oculta o medo da impotência. E ela não é uma prerrogativa daqueles que se destacam por causa de um talento. Qualquer um está sujeito a se arrogar alguma qualidade superior, seja devido à sua beleza exterior, seja ao seu físico privilegiado, seja à sua voz... todos nós temos algo de especial, mesmo que não salte aos olhos de todos. A morte da arrogância gera um silêncio em nosso coração. Esse silêncio estridente, penetrante, é o primeiro sinal de que uma grande transformação está acontecendo dentro de nós. Trata-se de uma morte sem luto. É um momento de pura magia porque lá no fundo do peito nasce uma nova versão de você mesmo. Você renasce uma pessoa melhor. Esse renascer, quando realizado de forma consciente, não tem preço.

Não somos nada, mas pensamos que somos. A questão é que todos nós teremos nossos derradeiros 45 dias, porém nem todo mundo tem o privilégio de saber quando vai rolar essa contagem final. Para todos os efeitos, eu tive essa prerrogativa e a aproveitei para fazer um mergulho em mim mesmo. Minha vida física não terminou, mas acabei vivendo várias mortes nesse período. Descobri que nunca é tarde para aniquilar aquela parte de nós que está nos matando. O medo da morte sempre vai existir. Ele é a sombra do ser humano.

Desenvolvemos várias maneiras de tentar evitar esse confronto com a morte. As pesquisas científicas são a prova cabal de que continuamos essa busca frenética por métodos que nos prolonguem a vida. Quando vemos a morte ou quando somos confrontados com ela, começamos a entender o mecanismo da vida. Passamos a sentir um amor pela vida que jamais tínhamos experimentado, entendemos que precisamos fazer o que enriquece nossa alma ao invés de fazer aquilo que as pessoas esperam de nós. Ficamos propensos a aceitar a mortalidade e isso nos faz adquirir uma confiança em nós mesmos.

Quando observamos a proximidade da morte, tendemos a nos achegar a nós mesmos, o que nos leva a uma percepção apurada de quem realmente somos. Morrer, para mim, não era algo que me apavorava, mas eu sentia que se continuasse vivo, o que não era muito provável, teria que melhorar muito como ser humano. Sabia que precisava praticar a humildade, trabalhar a maneira de me relacionar com as pessoas, sabia que em mim teria de morrer aquele cara prepotente que achava que podia enfrentar tudo e todos lutando. Eu era um lutador, mas não era invencível. Eu era um lutador, mas não era aquele cara que poderia vencer tudo e todos. Não precisava ser o campeão absoluto para poder viver, mas, sim, entender minhas limitações e as restrições que meu corpo e a vida colocavam diante de mim, escancarando as fraquezas que eu nunca tive coragem de admitir. Um cara tão corajoso e que, ao mesmo tempo, fugia de si mesmo. Um cara tão corajoso, mas que não admitia ser vulnerável. Um cara tão corajoso, mas que, na hora de pedir desculpas, se acovardava, na hora de admitir que tinha errado, escondia-se atrás do erro. Esse cara morreu.

Essa lição que aprendi nesses 45 dias compartilho com você agora. O que precisa morrer em você? Faça essa pergunta a si mesmo nesse momento e crie a oportunidade milagrosa de uma morte consciente enquanto vive, porque todos nós podemos estar vivendo nossos últimos 45 dias.

"Pois, à medida que eu me aproximo mais e mais do fim, viajo num círculo mais e mais próximo do começo. Parece ser uma das formas de suavização e de preparo do caminho. Meu coração é tocado agora por muitas lembranças que estavam há muito tempo adormecidas."

Charles Dickens

2

O TEMPO NÃO PARA NO PORTO

A LETRA de uma música dos anos 70 repete-se em minha cabeça: "o tempo não para no porto, não apita na curva, não espera ninguém...". É primavera, em 2012, saio do consultório médico com um prazo de validade estampado em minha testa: 15 de novembro. Exatamente daqui a 45 dias, ele pode expirar... ou não? Pois é, o tempo não para no porto.

Meu porto seguro tinha sido até ali tudo o que tinha construído em minha vida. Quantas histórias eu tinha para contar e, ao mesmo tempo, tão pouco tempo para contá-las! Histórias de títulos, histórias de tantas medalhas no peito, de viagens a lugares exóticos, de escaladas no Olimpo do atletismo mundial, de conquistas que muitos invejavam... E então veio aquela notícia que ficou entalada na minha garganta.

Desde pequeno, fui criado para ser um exemplo. Por quê? Bem, é natural que todos os pais desejem que seus filhos sejam vencedores. No meu caso, satisfazer esse desejo era um tanto quanto improvável, pelo menos, na área esportiva. Isso porque, na minha infância, fui acometido por febre reumática, também conhecida como reumatismo infeccioso, e diagnosticado com "sopro cardíaco". Mal começara a vida e o placar já estava desfavorável para mim.

Todavia, como nem tudo são favas contadas, acabei ganhando esse jogo de virada. Alguns anos depois, meu corpo já respondia de forma excepcional ao rigor exigido nos treinamentos de um atleta. Aos sete anos, praticava saltos ornamentais e aos 10, participava da Seleção Paulista de Futebol de Salão. Com apenas 11 anos, conquistei o vice-campeonato brasileiro de saltos ornamentais de trampolim de um metro e, no mesmo ano, sagrei-me campeão sul-americano de saltos ornamentais de trampolim de um e três metros. A partir daí, o sucesso passou a ser meu companheiro constante. Até que, num belo dia, o destino escreveu, sem me consultar, a seguinte manchete no jornal da minha vida: "Viva Todo o Seu Futuro em 45 Dias".

O tempo não apita na curva. Minha primeira reação foi de choque, tinha levado um choque de 1000 V de pura realidade. De que adiantava ter alcançado tantas vitórias, se meu futuro se resumiria a meros 45 dias de vida? Vivemos nos apegando às conquistas do passado porque elas são a prova mais clara de que fomos bem-sucedidos naquilo que planejamos ser. Temos orgulho de nossos feitos, principalmente quando eles são louvados por todos os nossos pares.

Tenho certeza de que muitos viam minha trajetória e tentavam se espelhar em mim. Isso infla nosso ego de maneira indescritível. Enquanto os troféus e as medalhas acumulavam-se em minha sala, meu nome tornava-se referência constante nos jornais de esporte. E no fundo de todo esse burburinho, sem alarde, o tique-taque do relógio da minha vida continuava sem perder o ritmo, sem se curvar diante de minhas conquistas, sem considerar os *likes* da página do *Facebook*, sem ler os elogios e congratulações que recebia.

O tempo não espera ninguém. Ninguém? Nem eu que tinha conquistado tanto? Dias intermináveis de treinamento excruciante iriam finalmente terminar em meros 45 dias? O tempo conspirava contra mim? Podia vencer muitos adversários no tatame, mas como lutar contra um que não via? Um adversário que desferia golpes inesperados e me deixava sangrando por dentro com dó de mim mesmo? 45 dias? Isso é razoável?

A areia da ampulheta continuava caindo sem respeitar esses momentos de introspecção e dor. Pensamos que a vida é uma estrada reta que se perde no horizonte... ledo engano. Vivia recontando histórias do meu passado de glórias e não entendia que o presente é a única coisa que realmente existe, é a única coisa que importa. Só temos o hoje em nossas mãos. Não passa por nossa cabeça que o hoje escorre por entre nossos dedos e se torna em ontem a cada momento. E o ontem são águas passadas que não conseguem mover o moinho de nossas vidas. Minhas conquistas me faziam sentir um gigante.

Contudo, ao longo desses 45 dias, aprendi que elas não passavam de lembranças e que, naquela hora, em que eu mais precisava de ajuda, elas de nada me adiantavam, pois a conquista que realmente importa é aquela que vivemos hoje, agora, nesse exato minuto. Conquistar o presente a cada instante de sua vida é a maior vitória que o ser humano pode almejar. De que vale tudo o que construímos, se não podemos usufruir nada? Percebe que a maioria das pessoas observa a vida como um quadro onde pode expor suas vitórias? Elas não entendem que essas conquistas, uma vez emolduradas, ficarão ali paralisadas, enquanto a vida se esvairá arrastada pelo tempo.

Imagine agora que você não tem mais tempo de vida. O que faria hoje? Olhe para sua vida e faça uma análise sincera. Você vive de verdade o presente? Porque viver do passado não é viver. Assim como viver das expectativas de um futuro também não o é! Não adianta fazer mil planos se você não os concretiza dia após dia. São tão importantes assim aqueles títulos todos? Aquele diploma? Aquele cargo? Valeu a pena tudo o que você teve de abandonar para atingir essas conquistas? Essas reflexões precisam sempre fazer parte de nosso cotidiano, mesmo que teoricamente tenhamos mais de 45 dias de vida. Não dá para adiar a vida para depois. Somente o hoje nos dá a oportunidade de viver plenamente! Somente o hoje tem real valor. O ontem é mera lembrança e o amanhã, fugaz ilusão. Não importa tudo o que você fez se não tem tempo de fazer mais nada.

"O mundo pode ser um paraíso ou inferno. Onde viver é decisão sua."

Elio D´Anna

3

O QUE A VIDA ESPERA DE NÓS?

VIVEMOS a vida em modo automático. Desde a hora em que despertamos até a de dormir, somos escravos de rotinas. Acordamos, escovamos os dentes, tomamos banho, dirigimo-nos para o trabalho, cumprimentamos os colegas, executamos as mesmas tarefas na empresa, conversamos sobre os mesmos assuntos, indignamo-nos com os defeitos dos outros, retornamos para casa, jantamos, assistimos aos mesmos programas na tevê e, vencidos pelo cansaço, vamos para a cama a fim de recuperar nossas energias e fazer as mesmas coisas no dia seguinte. E assim passam-se os dias, as semanas e os anos... Sentimos até uma sensação de dever cumprido à medida que repetimos essas rotinas! Parece até que somos personagens de um *video game*, os quais pulam, correm, fazem de tudo para vencer obstáculos para ganhar algumas moedas até que, mais à frente, somos forçados a começar tudo de novo.

Sua vida não é assim? Talvez, sua rotina seja diferente, mas dificilmente, se você pensar bem, não poderá visualizar uma rotina bem clara em seu cotidiano. Na realidade, trata-se de uma triste constatação, porque, se formos honestos conosco, veremos que na maior parte de nossas vidas, não vivemos, somos vividos.

Nesses "últimos" 45 dias de minha vida, fui forçado a ficar cara a cara com a morte. As rotinas que se repetiam todos os dias de repente pararam. Foi uma freada brusca. Senti um solavanco tão forte que acordei. Pela primeira vez, vi minha vida por uma perspectiva diferente. Tudo em que eu acreditava foi colocado em xeque. Até aquele momento, tinha uma profunda convicção de que eu era o protótipo de um campeão.

É verdade que muitas pessoas viam em minha trajetória um exemplo a ser seguido, mas aquele choque me fez ver que eu vivia muito aquém do meu potencial, o qual jazia oculto em mim, o potencial de inspirar outros seres humanos a honrarem sua passagem aqui na Terra. A vida sempre espera algo de nós. Não se engane; não estamos aqui apenas para sobreviver, pagar contas, reclamar do trânsito, da chuva e do calor, mas sim para que sejamos conscientes de nosso pensar, de nossos desejos e de nossas ações.

O despertar de uma nova consciência nos revela um novo caminho em que passamos a respeitar cada minuto de nossa existência. É comum encontrarmos pessoas fatalistas que se acham indefesas diante da vida, como se um furacão de eventos incontroláveis decidisse seu destino. Elas se dizem vítimas de tudo e não conseguem perceber que elas próprias estão criando e alimentando suas tragédias. A verdade é que precisamos nos transformar diariamente.

Quando começamos a responder a pergunta "o que a vida espera de nós?", tornamo-nos mais verdadeiros, mais humanos. O segredo dessa transformação diária está em observarmos a nós mesmos. Temos a ilusão de que vivemos, mas, na realidade, somos apenas arrastados por nossas rotinas, nossos hábitos, sem que dediquemos um minuto para refletir sobre as razões que nos levam a tomar determinadas atitudes. Pode ter certeza de que se não buscarmos essa consciência ou não fizermos essa reflexão, um dia seremos golpeados por uma enfermidade, um acidente, um solavanco que nos obrigará a acordar.

Aproveite esse momento, esse despertar e não volte a adormecer. Não seja parte da massa alienada e hipnotizada que acha que as coisas na vida não têm causa e efeito. Ame a sua vida e honre a sua existência incondicionalmente. Recomece a cada dia. Observe o que a vida espera de você e seja o inventor do seu próprio destino.

"Quando nos observamos, notamos que a auto- observação por si mesma gera certas mudanças em nosso mundo interior. Começamos a entender que a auto-observação é um instrumento de autotransformação, um método para nos despertar."

George Gurdjieff

4

Pense nas coisas que lhe fazem feliz

Lembro-me de que tinha apenas sete anos. Eu era um dos mais novos da turma e o clube era nosso recanto mágico durante as férias. Nessa época da vida, as descobertas nos prendem a respiração, o novo nos encanta e nos faz sonhar. Era 1974, quando vi um salto ornamental pela primeira vez. Aquele ato de driblar o ar enquanto o corpo voa e mergulha me arrebatou de tal maneira que não conseguia pensar em outra coisa senão em viver aquela aventura.

Quando soube que não permitiriam minha participação nessa atividade devido à minha idade, ficava horas fora da piscina, com o rosto cheio de lágrimas, olhando para o alto e acompanhando os saltos. Minha reação foi tão comovente que minha mãe, condoída por sentir que meu anseio era verdadeiro, foi conversar com o treinador:

– Ele está chorando faz dias... será que ele não poderia, pelo menos, experimentar o salto? O treinador, Gabino Alarcon, me olhou meio de lado e provavelmente viu a vontade de saltar transbordando em meus olhos. Ele, então, respirou fundo e me disse de modo incisivo:

– Ok, rapaz. Vamos experimentar, mas você vai ter de obedecer e fazer tudo do jeitinho que eu disser, estamos entendidos?

Somente meu coração pode contar a alegria que senti naquele momento. Era o início de um relacionamento que duraria o resto de minha vida. Durante doze anos, ele me treinaria todos os dias. Interessante como nossa perspectiva da vida é fruto de tudo aquilo que cultivamos. A notícia de que poderia estar vivendo os últimos dias de minha vida não me trouxe desespero.

A primeira coisa que me veio à cabeça não foi revolta, mas sim o fato de como tinha sido abençoado pela vida. Tinha realizado muitas coisas que a maioria das pessoas não havia tido oportunidade de fazer e, mais importante ainda, não tinha desperdiçado meus sonhos. Eu os tinha vivido. Minhas cicatrizes eram de sonhos realizados, minhas memórias eram de bênçãos que tinha recebido.

Percebo hoje que as lágrimas daquele menino de sete anos eram sua vontade de realizar um sonho. Não é possível vencer sem cultivar um sonho em seu jardim. Acredito que um vencedor é um jardineiro que trabalha arduamente para ver seus sonhos desabrocharem na realidade. É uma tarefa diária que demanda um rigor constante e uma perseverança que desafia, na visão da maioria, o bom senso.

Contudo, quando nos colocamos por inteiro em uma tarefa e perseguimos a felicidade, nossa percepção nunca é a de estarmos carregando o mundo sobre os ombros. E aqui não me refiro apenas ao atletismo, mas a qualquer tarefa, por mais comezinha que possa parecer aos olhos dos outros, qualquer incumbência que nos traz alento e ventura.

Se você vive uma vida sem sonhar, se não cultiva seus sonhos em seu jardim, perde a oportunidade de sentir o aroma dos momentos felizes e recordá-los com gratidão em seus 45 dias. Plante seus amigos, hobbies, trabalho, família, tudo o que lhe aprouver em seu jardim. Sua retrospectiva final será tão rica de momentos que valeram a pena que eles silenciarão quaisquer mágoas e obstáculos que, porventura, também fizeram parte de sua história. Lembre-se de que a felicidade também é uma escolha. Preencha seus dias com coisas e pensamentos felizes e faça com que seu dia de hoje valha a pena de ser lembrado.

No meu caso, perceber que meus sonhos como atleta tinham sido realizados foi algo que me confortou naqueles dias. Saber que eu tinha começado a saltar profissionalmente aos 12 anos de idade era algo de que eu me orgulhava. Não falo aqui do orgulho vão, mas do reconhecimento de que tinha percorrido meu caminho, respeitando o talento com o qual a vida tinha me abençoado. A lembrança de minhas realizações me fazia feliz de verdade.

No meu primeiro campeonato, havia ficado em penúltimo lugar, já no campeonato brasileiro do ano seguinte, eu tive uma das maiores emoções da minha vida. Minha família toda estava presente e meu treinador tinha colocado uma meta ousada: ficar entre os dez primeiros colocados. Subi as escadas até o trampolim e durante alguns segundos voei no ar. Para a surpresa de todos, fiquei em segundo lugar. Era o primeiro estreante a se classificar para o Campeonato Sul-americano do qual eu me sagraria campeão. Em um ano e três meses, fui do penúltimo lugar do estado para o primeiro da América do Sul. Essa mudança extraordinária de patamar só foi possível porque saltar era algo que me fazia verdadeiramente feliz. Se eu ganhei o primeiro lugar em tão pouco tempo é porque dia após dia eu treinava obsessivamente, sem esmorecer. Não tenho dúvida de que aquilo que fazemos com paixão não nos cansa, pelo contrário, revitaliza nossos sonhos.

Se, por acaso, em seu horizonte sobrevierem nuvens de tempestade, experimente fechar os olhos e relembrar as coisas que lhe deram prazer, aquelas que nunca lhe são enfadonhas e que você está disposto a fazer a qualquer hora do dia. Essas lembranças lhe envolverão em uma atmosfera que lhe permitirá respirar felicidade. São elas que nos fazem suspirar quando olhamos para trás e fazemos um balanço de nossa vida. Pense hoje nas coisas que lhe fazem feliz de verdade, que enchem seu coração de orgulho, de amor, de vontade de perseverar e de acordar a cada nova manhã. E depois agarre-se a elas com todas as suas forças antes que cheguem seus 45 dias.

"O sucesso não acontece por acaso. É trabalho duro, perseverança, aprendizado, estudo, sacrifício e, acima de tudo, amor pelo que você está fazendo ou aprendendo a fazer."

Pelé

5

A vida é uma luta diária

A VIDA é uma luta diária e, acredite, isso não é papo de lutador. Conheço muitas pessoas que sempre veem o mundo com lentes cor-de-rosa. Com isso, não quero dizer que não devemos ser otimistas. Obviamente, qualquer um que deseje ser um vencedor tem de acreditar em sua estratégia para alcançar a vitória. Na realidade, o otimismo é uma atitude de vida que verificamos naqueles que possuem um alto nível de autoconfiança, mas essa autoconfiança deve ser calcada em ações inteligentes, em uma percepção aguçada e em uma consciência serena de nossos limites.

Aqueles que consideram a vida um passeio no parque certamente não estão maduros o suficiente para encarar seus últimos 45 dias. Os desafios estarão sempre presentes ao longo de nosso caminho. Em alguns momentos, tropeçamos, mas conseguimos recuperar o equilíbrio antes de cair; em outros, a queda se torna inevitável. Eu me estatelei no chão duas vezes.

A primeira foi no Centro de Treinamento do São Paulo Futebol Clube em 1995 e a segunda, em 2012, quando soube que tinha passado 17 anos de minha vida sem perceber que meu pescoço estava quebrado e que, em 45 dias, teria de me submeter a uma cirurgia de altíssimo risco. Pois é, alguns golpes nos pegam com a guarda abaixada e saímos com o olho roxo. A dor causada por esses golpes acompanha-nos durante certo tempo como um estímulo para que revejamos nossos erros com humildade, para que nos encaremos no espelho sem autopiedade e tomemos novas atitudes de vida que nos coloquem em pé novamente porque a luta tem de continuar.

Às vezes, os golpes doem simplesmente porque ficamos com o orgulho ferido, às vezes, eles cortam nossas asas e nos obrigam a colocar os pés no chão de nossa realidade. De qualquer maneira, eles vêm para que possamos nos fortalecer e nos tornar mais capazes de enfrentar a vida. A luta é no dia a dia. A luta é o dia a dia. Se você acha que é possível vencer sem dor, sinto muito lhe dizer, mas está redondamente enganado. Todo mundo tem suas dores de cabeça. Só não tem quem já morreu. Desconfie de quem lhe diz que tem uma vida perfeita.

O mundo mágico da publicidade vende a ilusão de que a perfeição é um produto acessível a qualquer pessoa. Muitos compram essa ideia e, quando não conseguem o que desejam, caem em depressão e se culpam por não serem capazes de obter o resultado anunciado. Na verdade, não há no mundo quem não tenha problema. Assim que resolvemos um, logo vem outro. Se não os solucionamos, eles tendem a se acumular. Acredito que, quando Deus nos traz um problema, ele sabiamente nos apresenta uma solução. Cabe a nós reconhecê-la, aceitá-la e colocá-la em prática, pois certamente outro desafio virá em seguida.

Por favor, não me entenda mal. Longe de mim querer que você tenha uma vida difícil. Meu objetivo aqui é tentar fazer com que entenda sua realidade. Viver uma vida consciente de suas vicissitudes é sempre melhor do que viver a ilusão de que ela é perfeita. Somente podemos melhorar aquilo que entendemos. A pior atitude que podemos tomar é a de varrer para debaixo do tapete nossas dificuldades e nossas imperfeições, pois no afã de tentar enganar as pessoas, acabamos nos enganando.

"Deus nos concede os ingredientes para o nosso pão de cada dia, mas Ele espera que nós o preparemos."

Chip Ingram

6

Qual sua preocupação hoje?

No momento em que ouvi o médico me dizer que podia estar entrando em minha reta final, minhas referências de tempo e espaço mudaram. Senti que meu futuro era comprimido por todos os lados para que ele coubesse naqueles últimos 45 dias. Até então, eu tinha apenas uma noção difusa do meu futuro como se a vida, embora finita, fosse ilimitada. Antes, minhas preocupações com o corpo ficavam no alto da lista de prioridades. A família passava ao largo de minha rotina e ficava meio despercebida em meu dia a dia.

A colocação daquele ponto final inesperado diluiu minhas apreensões e apequenou minhas preocupações. O foco de minhas expectativas de vida de repente mudou de endereço. Eu queria apenas ficar o mais próximo possível de meus sobrinhos, família e amigos. Quando olhei para trás e assisti ao filme da minha vida, notei que as vitórias colocavam meu ego no pódio e minha satisfação vinha dos aplausos que recebia, não das emoções daqueles com os quais eu deveria realmente me importar. Nessa minha retrospectiva, eu consegui me distanciar daquele Roger que tinha alcançado tantas glórias em sua profissão e que, apesar disso, sentia-se vazio em seu coração.

Agora, eu lhe pergunto: O que está tirando seu sono hoje? Se você soubesse que esses são seus últimos dias de vida, essa preocupação persistiria? Se você disser que está preocupado com o dinheiro para pagar a escola das crianças, isso faz muito sentido, mas lembre-se de que, por mais valiosa que seja a educação escolar, ela nunca substitui a leitura de um livro com seu filho no colo.

A solidez de um lar necessita uma base econômica, mas não se engane, na realidade, essa solidez é construída no dia a dia com a intimidade dos relacionamentos familiares. Um abraço amoroso em seus filhos acalenta muito mais do que qualquer roupa de grife. Não espere que a perspectiva da morte o pressione a valorizar aquilo que realmente importa: estar presente na vida de quem você ama. Não vale a pena viver travando a luta insana das preocupações. Comece a olhar mais com seu coração para aqueles que você ama.

"Quando o assunto é família, no fundo, ainda somos crianças. Não importa o quão velho fiquemos, sempre precisamos de um lugar para chamar de lar."

Gossip Girl

7

Nunca se envergonhe de dizer "eu te amo"

Não fui criado em um ambiente em que era comum expressar seu afeto dizendo "eu te amo". Esse sentimento deveria ser subentendido e era tratado de modo implícito, sem alarde. Em parte, isso tem a ver com a cultura de meu pai que demonstrava seu apreço por nós por meio das coisas que ele nos oferecia. As crianças instintivamente observam e imitam seus pais. E, portanto, ao longo da vida, eu e meus irmãos nunca dissemos que nos amávamos.

Desconfio que o maior empecilho para declarar que nos amamos uns aos outros somos nós mesmos. A declaração de amor nos expõe, pois abrimos nosso peito para o outro. Ao pronunciar "eu te amo", nosso coração acolhe dentro de si a outra pessoa, como se dissesse: "agora já não somos dois, mas um". É verdade que nossas atitudes também devem se harmonizar com nossas palavras para que elas não se tornem ocas, mas elas são imprescindíveis para sacramentar nossas intenções e ações.

Desde o momento em que fiquei ciente da iminência de minha morte, tornou-se imprescindível ficar perto de quem eu amava e declarar meu amor. Digo isso porque meu pai e minha mãe ficaram cinquenta anos juntos e eu nunca os vi dizendo "eu te amo" um para o outro. Em determinado momento, ambos ficaram doentes e foram internados em hospitais diferentes.

Certo dia, quando visitávamos meu pai no hospital, ele perguntou ao meu irmão:

– Como está sua mãe? Meu irmão, com a delicadeza que lhe é peculiar, respondeu:

– Amputou a perna, como acha que ela está?

Meu pai ficou pensativo e deve ter-se lembrado de como costumavam brigar, porque, logo em seguida, disse-nos, quase pensando em voz alta: "Ela me enche, mas eu gosto dela".

Sou do tipo que sempre espera Deus mostrar o momento oportuno para dizer algumas verdades. Lembro-me bem de minhas palavras naquele instante:

– Sabe o que é engraçado, pai? Você sabe muito bem como usar sua boca para beber, fumar, falar palavrão, contar piada, mas não consegue falar "eu te amo" para a mulher que o aguentou durante cinquenta anos. Você não tem vergonha? Ou não tem coragem de falar?

Sua reação imediata foi de perplexidade, mas depois tentou argumentar, dizendo que sempre tinha feito tudo por nós. Não deixei de lhe dar razão, mas tive de ser sincero naquele instante e lhe dizer também que, muitas vezes, precisamos apenas de um beijo, de sentir o coração da outra pessoa em um abraço apertado.

Percebi que aquelas palavras calaram fundo em sua alma. Ele, então, ficou introspectivo e, sem querer dar o braço a torcer, tentou disfarçar o que sentia, mas suas palavras saíram com dificuldade: "Ah, não tem problema, quando ela sair do hospital, vou levar a cadeira de rodas e vamos nos divertir, vamos passear". Quando teve alta alguns dias depois, ele me pediu para que o levasse ao hospital onde minha mãe estava. Entramos no quarto e ele disse apenas:

– Você me abandonou, né? Ela explicou que estava se cuidando, mas que iria voltar para casa e cuidaria dele novamente. Para minha surpresa, ele suspirou e disparou de uma só vez:

– Eu te amo. Aquelas palavras ecoaram naquela sala e em meus ouvidos como se quisessem perpetuar aquele momento. Era a primeira vez que eu o ouvia dizer aquilo para a minha mãe. Ela respondeu com ternura na voz, surpresa por ouvir aquilo dele:

– Eu também te amo. Ele voltou para casa e, no dia seguinte, foi internado novamente. Dessa vez, as complicações o levaram ao óbito. Sem saber que estava vivendo seus 45 dias, ele tinha conseguido se libertar de suas amarras. Deus me deu o privilégio de presenciar essa cena que para mim foi antológica, talvez pelo fato de ter trazido o amor para dentro de casa. Foi a última vez em que se viram e uma das poucas em que ele lhe declarou seu amor. Isso me fez perceber que não devemos esperar que os outros nos digam que nos amam. A espera, nesse caso, equivale a uma cobrança, que não cabe em qualquer relacionamento que se fundamenta no amor.

Faça a sua parte. Nunca se envergonhe de dizer: "eu te amo". A vida é curta, mas longa o suficiente para demonstrar em palavras e em atos seu amor e sua gratidão ao próximo. Nunca deixe de agradecer pelos dias ensolarados e chuvosos, pois ambos são obra da sabedoria divina. Hoje compreendo que precisamos de alguém ao nosso lado que nos diga: "sabia que você é muito importante na minha vida?".

Devemos ser gratos por tudo o que recebemos e nunca deixar de retribuir e agradecer, pois esses são gestos que iluminam nosso caminho. Lembre-se de que a gratidão resgata o que há de melhor no ser humano. Agora, responda com sinceridade: de quem você gostaria de estar próximo até o último momento? Não deixe para declarar seu amor nos últimos minutos do segundo tempo.

"Porque agora vemos por espelho em enigma, mas então veremos face a face; agora conheço em parte, mas então conhecerei como também sou conhecido. Agora, pois, permanecem a fé, a esperança e o amor, estes três, mas o maior destes é o amor."

Paulo de Tarso

8

Sempre dá para mudar

Não importa qual o enredo de sua história, se não estiver satisfeito com ele, posso lhe garantir que ainda há tempo de mudá-lo. Para isso, temos de entender que qualquer mudança em nossa vida deve ter início em nós mesmos e não nas coisas e pessoas ao nosso redor.

Muitos de nós têm mania de achar que podem consertar o mundo, modelar a realidade para que ela se ajuste ao seu ideal. Esse tipo de pensamento acaba gerando muitas desilusões que nos induzem a reclamar de tudo e todos. Pois então, fique sabendo que a reclamação é companheira da incompetência. Tentamos acobertar nossa incompetência de solucionar nossos problemas, fazendo-nos de vítimas e reclamando de todas as pancadas que levamos. Desse modo, passamos a viver ancorados na reclamação.

É verdade que as páginas do livro de nossa vida que já foram escritas não podem ser alteradas, mas podemos começar a escrever as próximas e modificar o desfecho da nossa história. Obviamente, isso exige um esforço contínuo, temos de ser firmes para manter a mudança na ordem do dia. O pior erro que podemos cometer é deixar a realização dessas mudanças para o futuro. O livro da vida é escrito à medida que tomamos novas atitudes no dia a dia.

Não adianta ficarmos paralisados diante dos acontecimentos e nos lamuriarmos do papel que estamos desempenhando na vida. Precisamos ter sempre em mente que não somos eternos. Quando postergamos para o amanhã as mudanças que podemos fazer hoje, esse amanhã passa a ser apenas um subterfúgio para que não enfrentemos nossa realidade interior e a modifiquemos. Somente o hoje é real, ele é nossa tábua de salvação. Se não pegarmos a onda do tempo para que possamos surfá-la no presente, não teremos como nos posicionar diante do mundo. É hoje que podemos fazer alguma coisa.

Aprendi essa lição no tranco quando vi que possivelmente o último capítulo do meu livro poderia estar sendo escrito naqueles 45 dias. Podemos dar um jeito em tudo em nossa vida, menos na morte. A morte é inexorável. Enquanto ela não chega, temos de honrar a vida que nos é concedida. Se plantarmos o que temos de melhor a cada dia, os frutos serão abundantes a despeito do número de dias que nos restam.

Por isso, viva sem adiar a solução dos problemas que estão em suas mãos. Pare de reclamar e assuma suas responsabilidades perante a vida. Somente assim, você terá paz de espírito e poderá ter certeza de que fez tudo ao seu alcance para ter uma vida plena. Seja, a partir de hoje, o autor do livro de sua vida.

"O pessimista reclama do vento, o otimista espera que o vento mude de direção, o realista ajusta a vela."

William A. Ward

9

Pare de se preocupar com o que pensam de você

Pense bem, por que deveríamos dar mais valor à opinião dos outros do que à nossa? Quantas vezes você já se vestiu e ficou fazendo poses em frente ao espelho, pensando apenas em agradar aos outros? Esse ritual faz parte da vida da maioria das pessoas pelo simples fato de que, em diversos graus, todo mundo gosta de atrair olhares e ser admirado pelos outros. Será que essas pessoas, que muitas vezes nem conhecemos, merecem tanta consideração assim?

Não adianta fingir que não nos importamos com o que os outros pensam, se somos desmentidos por nosso comportamento. O ideal é, portanto, colocar em prática uma mudança radical no modo em que interagimos com as pessoas ao nosso redor, pois esse relacionamento superficial impede que elas possam nos conhecer, baseadas na verdade que mora em nossos corações.

É inegável, porém, que o aplauso e a admiração têm um efeito viciante. Quanto mais os experimentamos, mais cresce a necessidade de sermos aprovados pelo mundo. Confesso que já me importei muito com o que pensavam sobre mim e isso somente me levou a um círculo vicioso de querer, cada vez mais, ser aceito e aplaudido.

Lembro-me, certa vez, de que eu estava em um clube e percebi que, quando subia para saltar, as pessoas paravam o que estavam fazendo para assistir ao salto. Naturalmente, aquilo me envaideceu tremendamente. Passei, então, a subir até o trampolim e, ao invés de saltar, ficava lá em cima conversando, criando um clima de expectativa. O salto, que duraria alguns segundos, tornou-se um espetáculo de mais de meia hora em volta da piscina. Queria ser o centro das atenções e dos comentários e consegui.

Todavia, ao cativá-los, tornei-me, ao mesmo tempo, refém da opinião deles. A admiração infla muito nosso ego e acabamos pagando um preço muito alto para mantê-lo nesse estado, pois o estresse exigido esgarça o tecido de nosso ser e, mais dia menos dia, ele se rompe. Quando isso ocorre, nós nos vemos do tamanho que realmente somos.

A vida me ensinou, a duras penas, a reconhecer minha vaidade e a não cair nessa armadilha de valorizar mais a opinião alheia do que a minha. Todos nós temos o direito inalienável de sermos o que realmente somos, de expressar nossa verdade, de fazer o que nos dá prazer, desde que respeitemos o direito dos outros.

É um grande erro tentar viver uma vida que não corresponde à nossa verdade interior apenas para manter viva a admiração das outras pessoas. Concentre-se em seus objetivos de vida. Seja autêntico em suas convicções, respeite a vida e não desperdice seu tempo, tentando agradar a todo mundo. Se existe uma fórmula do sucesso, ela está bem perto disso.

"Preocupa-te com o que as pessoas dizem a teu respeito e sempre serás delas prisioneiro."
Lao Tsé

10

Eu não quero ter razão, quero ser feliz

Se errar é humano, por que temos tanto medo de admitir nossos erros? Para muitos de nós, reconhecer nossas falhas pode ser um desafio quase intransponível. Cresci em um ambiente altamente competitivo e, mais tarde, o tatame surgiu em minha vida como um espaço de interação com outras pessoas.

Quem se dedica a alguma modalidade de luta sabe que ela acaba se tornando um tipo de expressão do seu ser. Podemos aproveitar essa dinâmica tão peculiar das artes marciais para compreender a natureza humana, para alcançar um conhecimento interior profundo e dar um passo à frente, tornando-nos uma pessoa melhor em muitos aspectos.

Contudo, a luta também pode nos levar à prepotência, principalmente quando nossas habilidades e vitórias são cada vez mais valorizadas e admiradas por todos. A arrogância, nesse caso, torna-se um traço marcante em toda a nossa comunicação com o mundo. O mundo torna-se um tatame e somente a vitória nos satisfaz. Admitir que alguém tem razão em qualquer discussão passa a significar uma derrota, não um aprendizado. Evitamos, a todo custo, ser vistos como aprendizes, pois essa posição não colabora para que perpetuemos nossa aura de vencedores. No fundo, temos medo de nos revelar como seres de carne e osso, pois não conseguimos entender que nossa fragilidade não é um demérito, mas, sim, uma condição que nos humaniza.

Como faixa preta de *kenpo* havaiano, queria manter meu *status* e fazia de tudo para não decepcionar meus seguidores. Quantas oportunidades de aprender outras lutas acabei perdendo por receio de deixar transparecer aos outros que eu também poderia ser derrotado! E, assim, fiquei estacionado, recolhido naquilo que eu já era bom, e não me lancei no mundo para descobrir mais.

Lógico que sabemos quando estamos errados, mas, para quem se coloca em um pedestal, dar o braço a torcer chega a ser humilhante. Quando temos uma reputação a "zelar", isso se torna um problema diário. Qualquer argumentação pode se tornar instantaneamente em um ringue, em que temos de vencer para alimentar nosso ego e o apetite de nossos admiradores vorazes. Embora esteja falando do tatame, isso se aplica a qualquer ambiente competitivo dentro de uma empresa.

Certa vez, percebi como meu exemplo estava influenciando perigosamente a vida de meus alunos. Um deles se gabou, dizendo que tinha tido um problema na rua e brigado com um taxista. Sabia que alguém treinado para lutar poderia facilmente matar uma pessoa sem conhecimento de defesa pessoal. Essa possibilidade ficou martelando em minha cabeça porque, caso algum dia isso viesse a se concretizar, eu seria conivente. Não conseguiria me eximir da responsabilidade, já que eu era o cara que sempre tinha razão nas discussões: ou eu estava certo ou você estava errado.

Aqueles 45 dias de reflexão fizeram com que eu me visse mais humano, mas frágil. O tempo em que vivia para impingir nos outros minhas razões ficaram para trás. Hoje, não quero ter razão, eu quero simplesmente ser feliz. Tatuei essa frase em meu corpo e percebo que ela não está apenas à flor da pele, mas faz parte de minhas atitudes perante a vida.

E você? Quer ser feliz ou quer rugir sua razão para ver todos abaixarem a cabeça? Quer ser uma pessoa que inspira por meio de exemplos positivos, por ações de caráter transformador? Ou aquela que, quando proclama sua opinião, não admite discordância? Lembre-se de que no caminho rumo à felicidade está a aceitação da natureza humana.

"Arregace as mangas e construa sua própria felicidade sobre os alicerces da generosidade humana."

Anônimo

11

Não se orgulhe de seus defeitos

Assim como podemos ficar paralisados pelo clamor constante de uma torcida de admiradores, nós também podemos ser arrastados para a sarjeta por críticas maliciosas e destrutivas, em nossos momentos de fragilidade. Vivi intensamente os dois lados dessa moeda e posso dizer que aprendi minha lição.

O modo como fui criado, por um lado, despertou em mim a autoconfiança de que precisava para vencer e conquistar o sucesso de minha carreira. Por outro, eu me tornei uma pessoa que via na derrota algo deplorável e vergonhoso. À medida que eu me sentia mais vulnerável diante da possibilidade de uma morte iminente, todas as minhas medalhas foram caindo do peito e os troféus, que eu lustrava todos os dias, foram perdendo o brilho. Afinal de contas, eu não era invencível, nem pertencia ao panteão dos deuses do Olimpo. Compreendi que tudo aquilo de que me orgulhava eram apenas meus maiores defeitos. Eu me gabava de ser uma pessoa que não precisava de ninguém.

Contudo, mal sabia que a vida tinha me reservado outros planos e, sem pedir licença, preparou um curso intensivo de 45 dias para que eu pudesse me ver sem os louros das vitórias, apenas como um ser humano que precisava, sim, de outros seres humanos. Quando minha saúde se deteriorou e meu corpo começou a não responder com movimentos reflexos aos estímulos que recebia, entendi que havia chegado a hora de dar a devida atenção ao que estava acontecendo comigo. Nessa mesma época, comecei a receber críticas quanto a meu desempenho físico. Caso não estejamos preparados para enfrentar essas críticas, elas podem nos derrubar. Por isso, digo que nossa maior proteção contra a armadilha das críticas é o autoconhecimento.

Em primeiro lugar, não aceite prontamente o que dizem sobre você: tanto o elogio desmesurado como a censura insensata são capazes de drenar, cada um à sua maneira, sua fonte interior de energia.

Em segundo, não vista a carapuça que não lhe pertence para que você não se sinta nem maior nem menor do que realmente é. Fique sabendo que a humildade não tem nada a ver com a subserviência. Ela, na verdade, é um estado de consciência em que nos despojamos das vestes da presunção de que somos superiores. Uma pessoa humilde é simplesmente aquela que reconhece seus limites e está sempre aberta para ouvir e aprender.

Em terceiro, observe suas virtudes e seus defeitos e, mediante profunda compreensão do estado em que se encontra, dê os primeiros passos para uma vida melhor. E finalmente, em quarto lugar, nunca se esqueça de que ninguém é perfeito.

"Se queremos progredir, não devemos repetir a história, mas escrever uma nova."
Mahatma Gandhi

12

A SABEDORIA REVELA-SE QUANDO TODOS SE UNEM

MINHA iniciação em artes marciais ocorreu ainda na adolescência. Aos 18 anos, já ostentava a faixa preta em caratê, o que, sem dúvida, colaborou para temperar minha autoconfiança e me atirar no mundo. Logo, parti para os Estados Unidos a fim de disputar uma vaga em saltos ornamentais nos Jogos da XXIV Olimpíada que seria realizada em 1988, em Seul na Coreia do Sul. Lá, fui contratado pela maior empresa de shows aquáticos do mundo e, depois, acabei sendo convidado para ser um dos artistas da *SeaWorld* na Califórnia.

Certa vez, fui visitar uma academia de artes marciais em Los Angeles e tive a honra de conhecer Sansei Bill Ryusaki que, além de ter sido o responsável pela introdução do *kenpo* havaiano na América, tinha também, em seu currículo, o desenvolvimento de coreografias de vários filmes de ação de Hollywood. O *kenpo* havaiano é uma combinação inteligente de técnicas extraídas de diversas artes marciais como o caratê, o judô, o jiu-jitsu, o boxe, o kung-fu e o aikido. Nessa academia, aprendi uma das mais marcantes lições de minha vida: o respeito ao próximo.

Sempre que interagimos com outras pessoas, mediante um aperto de mão, um abraço, um beijo ou mesmo um simples aceno, deixamos nossas "digitais" uns nos outros. Quando encontramos alguém pela primeira vez, essas impressões podem abrir ou obstruir o caminho para um relacionamento mais profundo e duradouro. Por isso, a hospitalidade tem merecido um lugar de destaque em todas as culturas. Na época em que me encontrei com Bill Ryusaki, eu tinha o rei na barriga. Achava que, por ser faixa preta de caratê, era melhor que todo mundo, e media qualquer um que se aproximasse de mim.

Na minha primeira aula na academia, todos os alunos de faixa preta se alinharam na minha frente e, um a um, foram fazendo uma reverência e me desejando as boas-vindas. Senti todo aquele ritual e cada "muito prazer" pronunciado foi como um tapa de luva de pelica, ardendo em meu rosto.

Os presunçosos e narcisistas esperam dos outros aquilo que eles lhes dariam. Uma atitude como aquela em que todos os alunos me trataram com dignidade e respeito, para mim, foi tão imprevista que quebrou minhas pernas. Sem saber, eles me fizeram cair do cavalo de minha arrogância.

A partir daquele dia, tratei todos os faixas pretas como iguais e fazia com que todo mundo se cumprimentasse e respeitasse uns aos outros. Entendi que cada modalidade das artes marciais oferece um conhecimento que lhe é peculiar, mas que, quando combinadas, elas revelam uma sabedoria maior.

"Não vos esqueçais da hospitalidade, porque por ela alguns, sem o saberem, hospedaram anjos."

Hebreus 13:2

13

Um burro calado se torna sábio

A separação de um casal é, na maioria das vezes, traumática. As razões não vêm ao caso. O fato é que ninguém quer deixar transparecer que está sofrendo. Choramos de noite, mas de dia somos todos sorrisos. Se compramos uma passagem para viajar, a primeira coisa que fazemos é um *selfie* com o bilhete. E, após alguns retoques no *Photoshop* (etapa imprescindível!), disparamos posts para tudo quanto é canto: *Facebook*, *WhatsApp*, *Instagram*... caiu na rede social é peixe. Depois, esperamos ansiosos os *likes*. Queremos que o mundo massageie nosso ego com elogios, por isso, publicamos nossa foto retocada ao invés do fato. Tudo é válido para segurar a autoestima. Todavia, quando estamos sozinhos em casa, retiramos a máscara de felicidade. Se você está trilhando esse caminho, gostaria de lhe dizer o seguinte.

Durante meus "últimos" 45 dias de vida, eu me senti leve, posso afirmar com sinceridade que estava realmente feliz. A felicidade é algo que surge em nosso coração e se irradia para fora, sem posts, sem *selfies*, sem fogos de artifício. O que eu menos queria era desperdiçar meu tempo, falando do que sentia. Desejava simplesmente continuar curtindo aquela felicidade à flor da pele. Viajei com meu irmão, conheci alguns dos mais famosos jogadores de futebol profissional, como o Messi, aproveitei cada momento precioso que estava vivendo. Estava feliz, sem fingimentos, e a última coisa que passava pela minha cabeça era a postagem daqueles momentos em redes sociais. Eu não tinha a menor necessidade de fazer com que aquilo virasse motivo de comentários.

Se você sente que precisa mostrar sua felicidade para o mundo, pode ter certeza de que algo está terrivelmente errado aí. A felicidade não é um produto para ser colocado na vitrine. Ninguém pode comprar ou vender felicidade. Ela é vivida. Quanto mais a alardeamos, mais nos afastamos desse estado de leveza que toma conta de nós. Não consigo entender essas pessoas que cacarejam a cada ovo que botam. Não se esqueça de que um burro calado se torna um sábio.

Tenho uma amiga que fez uma viagem de navio para se divertir no carnaval. Passou os quatro dias enclausurada no quarto, vomitando o tempo todo por causa da maresia. Embora a viagem tivesse sido péssima em todos os sentidos, no último e derradeiro dia, mal tinha botado a cara para fora da cabine, tirou sua foto caindo na folia e a postou no Instagram. Pronto! Para todos os efeitos, a viagem estava salva. Bem, certamente, não a viagem dela, mas a que todos iriam imaginar que ela tinha feito. Essa, sim, estava "salva". Todo mundo achou que ela, recém-separada, se esbaldava, porém, no fundo, sua vida estava totalmente sem brilho.

Arrisco a dizer que havia algo de mórbido naquela encenação toda, pois, no meu modo de entender, não é possível que uma pessoa adulta, em sã consciência, possa se dar ao trabalho de criar uma vida artificial apenas para obter uma aprovação social. Infelizmente, esse é um comportamento pervasivo em nossa sociedade atual, cada vez mais descolada da realidade. E a tecnologia nos auxilia a fabricar essa ilusão, criando experiências virtuais que passam a fazer parte de nossa biografia real.

> *"Porque acredita em si mesmo, ele não tenta convencer os outros,*
> *Porque está contente consigo mesmo, ele não precisa da aprovação dos outros,*
> *Porque ele aceita a si mesmo, o mundo inteiro o aceita."*
>
> ***Lao Tsé***

14

Não deixe a ansiedade tomar conta de sua vida

Meu papel como treinador nunca ficou circunscrito apenas ao preparo físico. Pelo contrário, sempre que pude, fazia questão de destacar e valorizar a paciência e a disciplina como fios condutores para se alcançar a excelência nas artes marciais. Mais importante ainda, ensinava que tanto uma como a outra deveria fazer parte de nossas vivências pessoais e profissionais.

A disciplina tem como fundamento a ordem e, quando aplicada com inteligência, pode revolucionar nosso comportamento. Uma pessoa que não consegue manter sua vida pessoal em ordem não tem condições de levar para o tatame os frutos de um treinamento sério. Trata-se, no entanto, de um processo gradual durante o qual nasce em nós uma nova disposição física, emocional e mental. A pessoa que entra nesse processo adquire novos hábitos e, com isso, cria a oportunidade de escrever uma versão melhorada de sua história.

Percebi que a mudança nos hábitos de vida de meus alunos fez com que eles se tornassem pessoas mais positivas, objetivas e pacientes. Em minhas aulas, tentava sempre criar um ambiente sustentado pela disciplina. Por isso, sabia que não poderia transigir sob pena de ver todo o trabalho se deteriorar. Quem quisesse participar das aulas tinha de esquecer seu crachá.

Desde o início, era estabelecida uma única regra para todos, sem exceção. Mesmo se o aluno fosse o presidente de uma grande empresa, se chegasse atrasado, seria punido com dez flexões. Todos entendiam a importância do rigor para se moldar um caráter com a têmpera necessária para os embates da vida. O cumprimento da regra acabava sendo uma questão puramente de respeito para com todos. Com o tempo os empresários e executivos vinham me agradecer quando percebiam que aqueles ensinamentos diários haviam revolucionado suas vidas e se materializavam em benefícios para a empresa.

Já vi muitas pessoas mudarem da água para o vinho quando elas se dedicam de corpo e alma à prática de uma arte marcial. Ao longo dos anos, observei também que um dos grandes obstáculos para a incorporação da disciplina aos afazeres diários de um aspirante é a ansiedade. Um aluno ansioso tende a ser atabalhoado, pois vive em função da pressa e não consegue se estruturar para obter o melhor resultado em seu treino. Qualquer pessoa que vive se precipitando, tropeça em seus próprios pés.

Além disso, não podemos nos esquecer de que crescemos em uma sociedade dominada pela ansiedade, preocupação e medo. Desse modo, acabamos absorvendo essa carga que, na maioria das vezes, é tão pesada que nos impede de assumir uma atitude positiva no tatame.

Quando estamos frente a frente com o oponente, não podemos ser assediados por preocupações que trazemos de casa, nem podemos ser inundados por emoções que drenam nossa energia, muito menos, perseguidos pelo medo que, em última instância, paralisa-nos e retarda nosso desenvolvimento. Esse estado constante de ansiedade, preocupação e medo influencia negativamente nossa capacidade de dominar uma determinada técnica, impede que validemos uma nova atitude de vida e que reorganizemos nosso cotidiano de maneira que o aprendizado possa ser assimilado na prática e não apenas na teoria.

Por isso, sempre destaco a importância de nos fixar no momento presente e de nunca nos deixar levar ao sabor dos ventos dos pensamentos e das emoções. As maiores conquistas na vida de uma pessoa são obtidas quando ela coloca os dois pés no presente. Adquira o hábito de se observar. Se você for uma pessoa ansiosa, entenda que essa ansiedade pode ser um grande empecilho para seu desenvolvimento. Não permita que ela se interponha entre você e a solução de seus problemas. Não sobrecarregue seus dias. Viva um de cada vez. Esteja totalmente presente em todas as horas do dia, a cada instante de sua vida.

"Somos uma sociedade de pessoas com notória infelicidade: solidão, ansiedade, depressão, destruição, dependência; pessoas que ficam felizes quando matam o tempo, tempo que foi tão difícil conquistar."

Erich Fromm

15

Você dá valor apenas ao que não possui?

Certa vez, assisti a um episódio de um *reality show*, protagonizado pela família Kardashian, que despertou minha curiosidade sobre a vida exótica daquele clã. O ex-marido de uma das Kardashians estava deprimido. Não pude deixar de imaginar as razões que levariam aquele cara, que possuía todas as comodidades que o dinheiro pode proporcionar, além de fama e saúde, a cair em depressão. Apesar de possuir tudo aquilo que costumamos almejar, ele sentia-se incompleto, insatisfeito.

Não é minha intenção reforçar estereótipos, mas parece-me que, aqui e acolá, encontramos relatos de pessoas ricas que se sentem extremamente descontentes com suas vidas. Convivo com pessoas que têm esse perfil. Como suas propriedades não preenchem o vazio que sentem interiormente, elas passam a valorizar aquilo que não têm ou nunca tiveram.

Aprendi a duras penas que devemos envidar todos os esforços ao nosso alcance para merecer o que possuímos, devemos honrar a oportunidade que temos de desfrutar nossa vida. Caso contrário, mais cedo ou mais tarde, a cobrança baterá à nossa porta. O segredo que viabiliza essa guinada em nossa vida consiste em observarmo-nos no dia a dia e refletir se nossos interesses estão focados apenas em amealhar novas posses ou se investimos na valorização de nossa essência interior.

Não estou dizendo que somos obrigados a escolher entre o ser e o ter, mas sim que devemos ter consciência de nossas carências e não deixar que as aparências nos dominem por completo. Uma vida que se baseia somente nas coisas exteriores certamente entrará em colapso quando o peso de tudo o que adquirimos exceder a capacidade de sustentação de nosso ser interior. Em geral, isso gera um descontentamento com a vida que passa, então, a não fazer sentido. Se não reagirmos a tempo diante dessa situação, esse processo depressivo poderá aprofundar-se a ponto de se tornar patológico.

É impressionante o número de pessoas que se encontram presas nessa teia e não sabem como se livrar dessa sensação de impotência. Nas redes sociais, já vi humoristas, grandes empresários e celebridades da mídia, cujo número de seguidores chega a ser maior que o de habitantes do país, sucumbir ao serem confrontados com uma simples crítica. Enquanto nos preocuparmos com a imagem que os outros idealizam a nosso respeito, seremos vítimas desse jogo em que estamos fadados a ser perdedores.

Não caia na armadilha de acreditar na imagem que as pessoas fazem de você. Não vale a pena despender seu precioso tempo de vida, usando uma máscara de felicidade apenas para agradar pessoas que você nem ao menos conhece. Olhe-se no espelho e reconheça-se tanto em suas qualidades como em seus defeitos e, a partir do que verificar em si mesmo, comece uma revolução interior. Tenho certeza de que você vai descobrir que a felicidade sempre esteve à sua espera em seu coração.

Valorize o que você tem! Precisamos urgentemente começar a agradecer por tudo que o Deus nos deu de presente e parar de criar necessidades que nos frustram e nos deixam infelizes. Seja grato pelo que tem, pelo que você é. E não haverá depressão que terá o poder de derrubá-lo.

"Quem de manhã compreendeu os ensinamentos da sabedoria, à noite pode morrer contente."

Confúcio

16

VEJA OPORTUNIDADES NAS DIFICULDADES

TODO aquele que ousa andar está sujeito a tropeçar. Cada um tem um jeito de reagir a suas dificuldades, pois cada um enxerga seu problema através das lentes de sua consciência. Alguns de nós usam lentes de aumento e veem as coisas mais ínfimas se tornarem gigantescas. Muitos até curtem viver essa distorção! Tenho um amigo que é assim. Tenho a impressão de que ele inconscientemente sente uma certa atração pelas dificuldades que atravessa e faz questão de que todo o mundo conheça seus apuros. Contudo, nem pense em tentar tirar o problema de suas mãos! Uma solução viável ou um conselho sensato entra por um ouvido e sai pelo outro. Seus olhos não desgrudam do problema como se somente ele existisse. É como se estivesse enamorado por aquela dificuldade.

Minhas experiências de vida me ensinaram que a melhor rima para a dificuldade é a oportunidade. Na Roma Antiga, os marinheiros, quando percebiam que os ventos sopravam em direção ao porto, mais que depressa, içavam as velas da embarcação e seguiam seguros ao seu destino. Em latim, esse vento era, então, conhecido como *opportunus* (*ob portus* – em direção ao porto). Da mesma forma, sentir a direção do vento que nos leva ao porto dos nossos objetivos e aproveitá-lo deveria ser a atitude mais coerente diante das dificuldades.

Quando um desafio surge em nosso caminho, não adianta ficarmos com o olhar fixo na dificuldade. Pelo contrário, temos de dirigir nossa atenção para as coisas que nos movimentam, que nos tiram da inércia e podem nos levar ao nosso objetivo. Nesse contexto, não se trata apenas de solucionar um problema, mas de sermos alçados a um patamar superior, usando a dinâmica de forças do problema que enfrentamos. Para isso, precisamos estar abertos para o novo, dispostos a aventurar o inexplorado em nós mesmos. Esse é o pulo do gato.

Naqueles 45 dias em que fiquei em xeque no xadrez da minha vida, visualizei uma oportunidade, um movimento de peças no tabuleiro que me levou a resgatar uma versão melhor de mim mesmo, um Roger com uma dimensão humana mais elevada. Não posso negar que foi um momento difícil. As perspectivas não eram as melhores, mas eu sabia que se o dia da morte não estava em minhas mãos, os dias de vida que me restavam, esses sim, estavam sob minha responsabilidade.

Hoje, tenho um dia a dia de dificuldades devido a meu estado físico, porém isso quer dizer também que eu tenho um dia a dia de oportunidades! Se eu me concentrar nos ventos desfavoráveis que me levam para longe dos meus objetivos, não aproveitarei a hora de levantar as velas do meu barco para chegar às metas que tracei e as quais persigo. Sempre haverá dificuldades em nossa vida, assim como também oportunidades de aprender a viver com o inusitado, descobrir novos espaços dentro de nós, entender como a vida é ilimitada e milagrosa.

Por isso, temos de agradecer pelo que temos. Se um copo está meio vazio, ele também está meio cheio. Acredite, sempre temos o suficiente dentro de nós para içar nossas velas. O vento estará sempre presente. Aproveite!

"*No meio da confusão, encontre a simplicidade. A partir da discórdia, encontre a harmonia. No meio da dificuldade reside a oportunidade.*"

Albert Einstein

17

Faça a diferença

Quem quer fazer a diferença na vida de outras pessoas, deve, acima de tudo, estar pronto para servir. E aqui tenho de abrir um parêntese e deixar bem claro qual o significado de servir para mim. Servir não é se submeter aos caprichos de ninguém, nem fazer o papel de capacho. O verdadeiro servir dignifica a alma. Servir consiste em zelar, proteger, prestar atenção, dar ouvidos e compreender o outro.

Tive o privilégio de ter um tio que fez diferença em minha vida. Embora ele já não esteja entre nós, sua memória me acompanha e ainda norteia meus passos. Solteiro, ele cuidava de mim como um filho e hoje percebo como acabei seguindo seu exemplo de tal forma que tento fazer jus a tudo o que recebi e dar aos meus sobrinhos o mesmo carinho e consideração. Ele foi e é meu herói.

Ao contrário do que, em geral, se pensa, os heróis não são seres com superpoderes, não vivem apenas nas lendas, muito menos residem no pedestal da fama; são aqueles cujo convívio nos enobrece e deixa marcas indeléveis em nós. A atenção que meu tio me dispensava me inspirou e despertou em mim um sentimento de gratidão que carrego até hoje no coração.

Não há dúvida de que, no auge de minha carreira como atleta, eu tenha sido uma referência e alcançado a glória, mas como ser humano eu deixava muito a desejar. Naqueles 45 dias, percebi que os holofotes da fama não tinham o poder de iluminar a escuridão daqueles momentos. Tudo o que eu precisava era o acalanto de um coração amigo, era aceitar e ser aceito como ser humano. Para mim, essa foi uma constatação chocante e reveladora com a qual tive de me confrontar. Vasculhei minhas lembranças e encontrei muitas medalhas de vitórias do atletismo, mas nenhuma como ser humano.

Hoje, vejo pessoas que me admiram pelo que sou, não pelos troféus que conquistei. O respeito que sinto daqueles que me abraçam não provém da perfeição de um salto ou de um golpe, mas de um olhar de incentivo ou de uma palavra amiga que ouviu de mim quando mais necessitavam.

Sempre que puder, ofereça-se para servir, faça a diferença na vida daqueles que estão ao seu redor. Experimente. Não pelo simples desejo de ser admirado, mas porque esse gesto sincero irá reverberar positivamente na vida das pessoas. E você verá que sua atitude formará uma atmosfera de amor que o cercará por toda a sua vida.

"Com muita sabedoria, estudando muito, pensando muito, procurando compreender tudo e todos, um homem consegue, depois de mais ou menos quarenta anos de vida, aprender a ficar calado."

Millôr Fernandes

18

Qual o peso de seu fardo?

Nem sempre estamos preparados para entender e aceitar nosso próprio fardo. Afinal de contas, ninguém quer sofrer, ninguém quer viver atrelado a um peso que nos retarda e que inibe nossa expressão. Contudo, temos de compreender que todo fardo guarda em si uma mensagem que precisamos ler com atenção para que ele possa agregar sentido à nossa vida.

Na verdade, o fardo, visto de forma objetiva, é imponderável. Cada um reage de uma maneira diferente quando sente o jugo do destino, pois cada indivíduo possui uma estrutura física, emocional e mental única. Vários fatores colaboram para que suportemos, em cada fibra de nosso ser, aquilo pelo qual estamos passando, mas gostaria de destacar um deles: a fé.

Não importa qual religião ou credo você professe, o importante é que acredite em uma força divina onipotente e onipresente. Quem se liga a esse poder maior encontra uma fonte de forças inesgotável para atravessar qualquer provação. Pessoalmente, acredito em Deus e que Ele nunca nos dá um fardo maior do que aquele que podemos carregar. Muitas vezes, estamos tão centrados em nosso umbigo que somente deixamos espaço em nossa vida para sentirmos pena de nós mesmos.

Em determinado momento da vida, perdi minha mãe, meu pai, minha saúde, meu emprego e minha namorada. Ao me deitar, sentia um fardo descomunal, pesando sobre meus ombros, mas ao raiar do novo dia, acordava com outra disposição, pois eu me via íntegro. Mesmo alquebrado pela perda de entes tão queridos, meu coração estava pleno de forças que me auxiliavam a carregar aquele ônus. Apesar da dor, vivenciava intensa e sincera gratidão pela vida. O fato da minha vida ter sido poupada na cirurgia foi uma comprovação das bênçãos que havia recebido de Deus e a confirmação da relação de amor que tinha sido estabelecida com Ele. Deus dá o frio conforme o cobertor.

Todos os dias, a alegria de viver inunda meu ser, a humildade de aceitar o que tenho me ergue e consigo caminhar. Acredito que fui abençoado com uma segunda chance para honrar a vida, pois nossa existência é uma manifestação da graça divina.

Faça uma autoanálise. Pergunte a si mesmo até que ponto o fardo que você carrega é realmente seu. Depois disso, verifique se o fardo que você supõe não suportar é de fato demasiado ou se está subestimando sua força.

Conheça a si mesmo e descubra, dentro de si, a fonte de forças que dormitam em seu ser. Somente então, você compreenderá que o peso do fardo não é tão importante, pois a força para carregá-lo está e sempre esteve em seu imo. Pense nisso.

"É preciso que o discípulo da sabedoria tenha o coração grande e corajoso. O fardo é pesado e a viagem longa."

Confúcio

19

O que você mudaria em sua vida?

Se você estivesse em meu lugar com uma expectativa de apenas 45 dias de vida, o que faria? Gosto de provocar as pessoas com essa pergunta porque sei que essa reflexão é muito importante na vida de qualquer um.

Você escolheu conscientemente o hoje que está vivendo? Você se arrepende das decisões que o levaram a ter sua vida atual? Não está contente com o que tem ou com seu jeito de ser? Pense bem: não é tolice esperar que a morte bata à sua porta para começar a colocar essas questões tão relevantes diante de si?

A vida não espera, ela é constante mutação. Assim como o ontem não se prolongou um segundo sequer a mais depois da meia-noite de hoje, também o amanhã virá, deixando para trás o agora. Aqui vão algumas dicas de como você pode encontrar algumas respostas para essas perguntas que nos rondam quando os últimos grãos de areia parecem escoar da ampulheta de nossa vida.

Observe suas rotinas com atenção, especialmente se você insiste em empurrar com a barriga seus problemas como se pudesse contar sempre com um novo amanhã. Você está sempre querendo transferir a responsabilidade de suas ações para as pessoas que o rodeiam ou segura firmemente o timão de sua própria embarcação?

Se você tem algum desejo bem escondido em seu coração, um anseio que gostaria de ver realizado, mas, ao invés de agir, fica à espera, talvez, daquele momento apropriado indefinidamente, saia já dessa inércia! A vida é um rio caudaloso que segue indômito rumo ao mar. Seu percurso é tortuoso, mas nunca retorna à nascente. O mar é seu único destino onde deságua e passa a ser um só com todos os outros.

Não olhe para sua vida lamentando o que deixou de fazer. Tente se concentrar no que precisa ser feito para corrigir sua rota e pare, de uma vez por todas, de lamuriar os erros que cometeu. Acredito que todos nós somos capazes de transformar o mundo.

Esse tem sido o norte de minha vida desde aqueles 45 dias. Esse é o exemplo que desejo deixar para a posteridade. Se não desejo o mal para mim, por que me julgaria no direito de fazê-lo a outras pessoas? Já o bem que quero para mim, esse não hesito em distribuir a todos abundantemente.

Quando nascemos, nossa mãe nos deu à luz, retribuamos essa graça e sejamos faróis neste mundo.

"Se sempre sulcarmos a terra com o arado da fé e plantarmos no hoje as sementes da esperança, com certeza, colheremos os frutos do amor no futuro."

Anônimo

20

O mundo é como um supermercado

Se analisarmos com objetividade os problemas que as pessoas enfrentam em seu cotidiano, chegaremos à conclusão de que eles são, em essência, os mesmos. Embora cada um de nós os trate de maneira diferente, em geral, eles referem-se apenas a relacionamentos amorosos, a trabalho ou saúde.

O fato é que colhemos o que semeamos. Se para você isso é apenas um dito popular, prepare-se, porque a vida pode ainda lhe reservar surpresas que o farão repensar seu modo de ver o mundo. Às vezes, precisamos sofrer alguns abalos para entender que temos, sim, responsabilidade por todos os nossos atos e que, mais cedo ou mais tarde, responderemos por eles.

Somente quando percebemos a verdade contida nessas palavras é que passamos a nos engajar mais conscientemente em nossos relacionamentos com outras pessoas e a prestar a devida atenção às carências do outro. Por isso, necessitamos adotar uma atitude de vida, despida dos vários tipos de preconceitos arraigados em nossa cultura familiar e social, uma atitude que se baseie em uma moral elevada e no respeito para com todos.

Não podemos olhar as coisas e pessoas de lado e fingirmos que as vemos de frente. Temos de aprender que nossas escolhas resultam sempre em um bônus e um ônus e somos responsáveis por ambos. O fato de estarmos cientes de nossas próprias deficiências e de enxergarmos o próximo como seres humanos falíveis permite que nos aproximemos das pessoas de modo mais afável e sem cobranças desnecessárias. Porque mesmo quando nós, com a melhor das intenções, fazemos a coisa certa, nosso comportamento pode resultar em equívocos.

Se, desde o início, colocarmo-nos em uma posição repreensível, certamente não será possível obter um resultado positivo e consensual no final. Pessoalmente, já vi muita coisa começar certa e terminar errada, mas nunca o contrário. Então, procure sempre agir conforme sua consciência, pesando os prós e os contras, pensando também nas consequências, advindas de seu comportamento, na vida dos outros.

Uma ação irrefletida pode causar danos difíceis, às vezes até impossíveis, de serem revertidos. Sempre digo que o mundo é como um supermercado. Você pode escolher os produtos que quiser e abarrotar seu carrinho, mas na hora de passar pelo caixa, terá de colocar todos os produtos na esteira para ser cobrados conforme a tabela de preços.

Não adianta fazer-se de desentendido e tentar sair sem pagar. Se comprar problemas, serão cobradas soluções. Se comprar briga, sofrerá retaliação. Colhemos, tudo o que plantamos.

"Em geral, as pessoas se frustram porque vivem esperando que floresçam flores de árvores que ainda nem semearam."

Steve Maraboli

21

Não hesite em pedir ajuda

SOU cristão, mas nunca dei valor às instituições religiosas porque, ao meu ver, devido à sua forma hierárquica, elas tendem a nos distanciar de Deus e acabam mais segregando do que unindo os povos. Apesar de pensar assim, quando a dor me colocou de joelhos, comecei a frequentar uma Igreja e, com humildade no coração, aprendi o que antes escapava à minha percepção. Gostaria de destacar uma das coisas que passei a entender a partir de um exemplo do meu pastor.

No dia dos pais, ele nos apresentou seu pai, dizendo o seguinte: "Esse é meu pai. Além de pai, ele é meu amigo, meu parceiro. Ele teve um problema de saúde há três anos e quase Deus o levou. E hoje, diante de todos os irmãos aqui presentes, quero lhe declarar meu amor: Pai, eu te amo". Aquele momento tão precioso me enterneceu profundamente, pois entendia a importância de dizer "eu te amo" para aquelas pessoas que conquistam nosso coração. A declaração de amor, quando feita em momentos de prazer, demonstra um despojamento interior e uma espontaneidade que raramente encontramos quando feita sob o peso da tristeza e da dor.

Quantas coisas fazemos apenas quando estamos curvados pela dor? Para não deixar transparecer nossa vulnerabilidade, adiamos até o último minuto um simples pedido de ajuda. Sim, até admitir que somos humanos é difícil hoje em dia, pois acreditamos ou queremos que os outros acreditem na tolice de que somos autossuficientes.

Por outro lado, temos a ilusão de que, quando estamos bem, essa situação se perdurará para sempre, como se as vicissitudes existissem apenas para os outros. A última coisa em que pensamos é agradecer, orar ou compartilhar bênçãos. Contudo, quando o caldo entorna, ou quando as nuvens de tormenta escurecem nosso céu ou ainda quando a saúde se deteriora, elevamos as mãos em desespero e tudo o que pensamos nessa hora é na providencial ajuda divina.

Expressar gratidão e dar graças a Deus são atitudes que não podem depender das circunstâncias em que vivemos. Elas devem pavimentar toda a nossa existência.

"Pedir ajuda envergonhado equivale a dizer: Você venceu. Pedir ajuda transigindo significa: Eu venci. No entanto, pedir ajuda com gratidão traz a ideia: Temos o poder de ajudar um ao outro."

Amanda Palmer

22

Saia da zona de conforto

Logo que comecei a divulgar o kenpo havaiano no Brasil, muitos se ergueram contra minha iniciativa. Se você, alguma vez na vida, tentou ser o pioneiro em qualquer área, conhece intimamente esse comportamento do ser humano. Essa reação tão típica se deve ao fato de que qualquer inovação, logo que surge, assusta. É como se soasse um alarme, avisando que um intruso invadiu sua casa. Em geral, as pessoas têm um espírito conservador.

Após conquistarem um espaço, elas vivem apenas para proteger sua propriedade e tendem a ser refratárias a qualquer reforma ou melhoria. Elas se estabelecem em uma zona de conforto na qual tudo está mapeado e ligam o piloto automático. Qualquer coisa fora desse espaço pode significar mudanças e mudanças implicam algum grau de imprevisibilidade, de anormalidade. Por isso, não é todo mundo que fica ao seu lado nessas horas, torcendo para que você cresça e atinja seu objetivo.

Em 1995, estava determinado a trazer essa novidade para o Brasil e sabia que precisaria investir em promoção. Por isso, convidei o Mestre Bill Ryusaki, uma lenda das artes marciais nos Estados Unidos, e alguns dos grandes lutadores americanos para ajudar na divulgação. Na época, alcançamos uma popularidade tão grande que éramos chamados para fazer apresentações em programas de televisão. Quem, por qualquer motivo, não queria que aquela nova modalidade de luta se desenvolvesse aqui no Brasil jogava um balde de água fria em nossas ideias.

Minha intuição me dizia que o *kenpo* era viável em nosso país e simplesmente desconsiderava qualquer crítica desanimadora que, porventura, recebia. Em sua maior parte, elas partiam de adeptos de outras artes marciais que temiam que o kenpo pudesse roubar o espaço conquistado pelos tipos tradicionais de luta. Quando percebi o medo em seus olhos, passei a destacar as virtudes de todas as artes marciais. Então, ao apresentar o *kenpo*, nunca deixava de mencionar o judô e o caratê. Dizia que as novas técnicas vinham para se somar ao conhecimento secular das outras modalidades e que, se as incorporássemos ao que já dominávamos, ficaríamos mais preparados para os desafios futuros.

Muitas vezes, por ignorância, esnobamos e desprezamos o novo apenas porque é "novo", e atacamos quem tenta revolucionar aquilo que se encontra institucionalizado. Todo aprendizado é precioso e toda vez que impedimos o crescimento de um broto, ceifamos a vida de uma árvore que poderia dar frutos para todos no futuro.

A energia e o tempo que gastamos para sufocar o novo apenas inibe um aprendizado que tem o poder de mudar nossa trajetória pessoal e profissional. Atualmente, muitas pessoas começaram a migrar para outras artes marciais. Aqueles que não quiserem dar esse passo, estarão se condenando a desaparecer na poeira do tempo. Na verdade, quem não estiver disposto a se atualizar e insistir em ficar sentado, enquanto o novo desfila na sua frente e marcha resolutamente para o futuro, decretará sua morte em qualquer mercado.

"Reconhece-se a compaixão pelos bons atos."

Textos Taoistas

23

Quem quer faz, quem não quer dança

As pessoas vivem se esquivando de suas responsabilidades. Algumas estão tão acostumadas a dar um cano em seus compromissos que já andam com as mesmas desculpas a tiracolo. É a lei do menor esforço que observamos com tanta frequência em nossa sociedade. As pessoas se acovardam diante dos menores empecilhos e fogem de suas obrigações como o diabo da cruz.

Na verdade, não é fácil sair da inércia. Temos de arregaçar as mangas e suar a camisa. E como se isso não bastasse, necessitamos ainda de uma boa dose de perseverança quando queremos mesmo dar cabo de qualquer trabalho. Muitos se assustam quando percebem o desafio diante de si e, para justificar sua incompetência ou indolência, lançam mão das mais diversas desculpas, desde as mais triviais até as mais esdrúxulas possíveis, pois, segundo eles, "ninguém é de ferro".

Vira e mexe, ouço algumas pessoas dizendo que não têm tempo para se dedicar a atividades físicas, mas sei que elas passam o dia inteiro postando fotos de seu animal de estimação ou seguindo o dia a dia de alguma celebridade. O fato é que viver de forma ativa e produtiva exige tenacidade. E a maioria, ao ver um barranco, corre para se encostar. A força de vontade é o que nos capacita a desbravar novos caminhos para conseguir nossos intentos.

Quando digo que quem quer faz, alguns podem argumentar que falar é fácil, difícil é fazer. Para esses, digo que eu teria o pretexto perfeito para simplesmente me largar na cama e me fazer de coitadinho, devido às minhas condições físicas atuais. No entanto, sou a prova viva de que querer é poder. Vivi dezessete anos com minha medula espinhal esmagada e, por incrível que pareça, lutando no tatame. À medida que minhas condições físicas deterioravam, não deixava a peteca cair e reaprendia a viver de acordo com a realidade do momento.

Sobrevivi a uma cirurgia complexa, mas ficaram sequelas que me obrigam a viver hoje no limite da superação. Mesmo assim não parei de dar aulas de luta, pois de um jeito ou de outro tenho de continuar a viver e não quero abrir mão de ser o protagonista de minha própria história. Esse papel é meu e não posso me evadir dessa responsabilidade.

No meu trabalho, percebo que, a cada dia que passa, conheço mais pessoas que me trazem problemas. Problemas que elas mesmas criaram e não conseguem resolver. Umas dizem que não poderão mais frequentar as aulas devido a questões com a família, outras que irão deixar de lutar porque precisam dedicar-se aos estudos ou à sua carreira. Na realidade, elas elaboram essas desculpas para se convencerem de que não estão abandonando o barco sem motivo.

Pessoalmente, acho que as pessoas deveriam ter mais comprometimento e lutar pelos seus ideais, visto que não há como viver plenamente sem esforço, não há como alcançar a vitória sem luta. Não podemos permitir que a desistência se torne algo corriqueiro. Não podemos abandonar um projeto de vida, um namoro, um casamento ou o que quer que seja, pensando que o próximo empreendimento ou relacionamento dará certo, porque dessa forma estaremos cultivando o hábito de deixar pendente tudo o que começamos.

O que você deixou de fazer em sua vida e escondeu atrás de desculpas? O que o impediu de levar avante o que havia planejado? Se você realmente quer, faça. Caso contrário, sinto em lhe dizer, mas vai dançar. Lembre-se de que hoje é sempre o melhor dia para começar.

"Se querer é poder, querer é vencer."

Rui Barbosa

24

Pare de se enganar

Minhas experiências de vida me dão hoje a resiliência necessária para lidar com os imprevistos. No passado, já me deixei enganar e caí em armadilhas que, se estivesse atento, certamente teria escapado incólume. Contudo, em geral, vivemos sob o manto da inconsciência, nessa sonolência que nos leva a desconsiderar os vários indícios de que algum perigo nos espreita. Muitas vezes, até fingimos que está tudo bem, muito embora, lá no fundo, algo nos diga que está tudo errado. Parecemos crianças quando deixamos um problema para lá e acreditamos que ele se resolverá por si só como se a natureza tivesse obrigação de desatar os nós que damos com tanto capricho em nossa vida.

Quantas vezes posterguei uma decisão por receio de que, se cavoucasse fundo, poderia encontrar alguma coisa incômoda, alguma pedra pesada demais para levantar? As experiências têm o condão de nos propiciar momentos de profunda reflexão sobre os rumos de nossa vida, pois a teoria pode ser bela, mas a prática nos faz cair na real. Nada é mais pungente do que sentir na pele as consequências de nossos atos. Uma coisa, porém, é certa: o aprendizado acontece apenas quando estamos abertos para aceitar as lições. Caso decidimos virar o rosto, com um sorriso meio amarelado, ao invés de encarar a realidade à nossa frente, as consequências poderão ser piores. E digo que, geralmente, o são.

Observe todos os aspectos de sua vida e seja sincero consigo mesmo e com os outros. Pare de se iludir porque o custo do autoengano é muito alto e, mesmo que haja algum retorno momentâneo, ele nunca valerá a pena, pois, um dia, você perceberá que o problema nunca saiu de suas mãos. Olhe para sua vida com toda a franqueza possível e entenda sua vulnerabilidade.

Aceite que as coisas podem dar errado e não se faça de desentendido. Sujou alguma coisa? Limpe-a o quanto antes! Caiu? Levante, sacuda a poeira e dê a volta por cima.

"Ninguém consegue enganar-nos melhor do que nós mesmos."

Johann Wolfgang von Goethe

25

Você entende a natureza humana?

A LUTA nos ensina tanto sobre a natureza humana que ela pode ser considerada um curso intensivo na escola da vida. Isso é verdadeiro tanto para o aprendiz como para o mestre. Quem dá aula de artes marciais desenvolve um olhar aguçado capaz de perceber e aprimorar o potencial de seus alunos no tatame. Isso passou a ter um significado muito especial para mim quando comecei a dar aulas para crianças, pois quando trabalhamos com elas, temos o privilégio de observar o ser humano em um estágio de desenvolvimento no qual ele ainda não tem o hábito de usar máscaras para interagir com as outras pessoas. Trata-se de uma época em que nossa personalidade se encontra como que em uma crisálida e somos bem transparentes quanto a nossas intenções. Com o tempo, vamos ficando mais opacos na tentativa de nos ocultar, tanto quanto possível, de olhares que consideramos indiscretos.

Durante minhas aulas, foi fácil observar que toda criança anseia chamar a atenção do mundo ao seu redor. Se ela descobre que ao fazer uma cambalhota, as pessoas riem, ela certamente vai repeti-la à exaustão. Se ela consegue o que quer quando obtém boas notas no boletim escolar, ela usará esse recurso para atingir seus objetivos. Se seus desejos forem satisfeitos por meio de manha e pirraça, ela ficará com a impressão de que esse comportamento negativo é aquele que funciona melhor.

Aprendi a aproveitar esse traço tão marcante dessa idade para fomentar o aproveitamento tanto no tatame como na vida. Para isso, eu simplesmente passei a chamar as crianças para me assessorar na aula. Isso serviu como um estímulo para que se sentissem valorizadas e, a partir do momento em que percebiam que sua colaboração era importante, elas se davam por inteiro ao esporte.

A mudança de faixa era outro momento que eu aproveitava para criar um engajamento maior não apenas da criança, mas também dos pais na educação do filho. O ser humano é competitivo por natureza. Desde criança, é possível notar que ela anseia por se destacar e a faixa é o distintivo que define seu lugar na hierarquia de cada modalidade de luta. Então, é natural que ela deseje mudar de faixa e elevar seu status. Ao mesmo tempo que eram realizados os exames para a mudança de faixa, eu solicitava aos pais que preenchessem um questionário a fim de saber se as crianças estavam se comportando de maneira adequada e se obtinham o desempenho desejado na escola. Se tudo estivesse bem, elas recebiam a faixa. Caso contrário, ao invés de dar-lhes a faixa, entregava-a para seus pais, dizendo que ela somente a possuiria se, dali a um mês, tivesse melhorado o suficiente para merecê-la. E se isso não acontecesse, os pais a devolveriam para mim.

Conclusão: dificilmente recebi de volta alguma faixa. A resposta era praticamente imediata. Com esse pequeno truque, elas se transformavam por completo e assumiam um papel mais responsável na escola. E os pais também sentiam-se prestigiados, pois participavam da estratégia. A disciplina que alcançavam para conseguir o objeto de desejo era espetacular. Eles se moldavam de modo a obter o reconhecimento que tanto almejavam.

Desenvolvi essa metodologia mediante observação constante e hoje percebo que todos os pais também poderiam se beneficiar dessa técnica. Se seus filhos não têm um bom rendimento escolar, abra um espaço para que eles se sintam importantes em casa, dê oportunidade para que eles possam colaborar nas tarefas domésticas e não se esqueça de elogiar seus esforços. Contudo, use essa técnica de modo inteligente e firme, e nunca subestime o poder de percepção da criança.

"Não eduques as crianças nas várias disciplinas recorrendo à força, mas como se fosse um jogo, para que também possas observar melhor qual a disposição natural de cada um."

Platão

26

A DÚVIDA É UMA BÊNÇÃO

QUEM não se sente, às vezes, atordoado diante da instabilidade que, vez por outra, se manifesta em nossa vida? Nessas horas, os questionamentos sobre a vida, em seus diferentes matizes, afloram. Considere esses momentos um convite à reflexão.

Caso o aceite, logo perceberá que, após uma análise rigorosa de suas atitudes, pensamentos e emoções, nascerá em seu âmago um desejo de busca por respostas a essas dúvidas. Se não o aceitar e deixar passar essa oportunidade, você continuará como a maioria dos "sonâmbulos" que vivem repetindo as mesmas rotinas, dedicando seu tempo a acumular bens, a escalar com sofreguidão a hierarquia do poder, a fingir que estão satisfeitos com os frutos que colhem e a acobertar o medo e a preocupação que sentem por não terem a menor ideia dos rumos de seu destino.

A verdade é que não existe nenhum caminho neste mundo que seja completamente seguro, sempre há a possibilidade do inesperado nos fazer uma surpresa. Nesse cenário, a mente tenta desesperadamente prever os perigos e esperneia quando se vê em um beco sem saída.

Em meus 45 dias, aprendi que uma atitude que tem o poder de nos tirar desse estresse consiste em esvaziar a mente. Nós estamos constantemente povoando nossa mente com preocupações, ideias e artimanhas que criam grande confusão. Muitas vozes soam em nossa cabeça, cada uma apontando para uma direção diferente. Esses pensamentos nos puxam ora para a preocupação de um futuro irreal, ora para as lembranças de águas passadas que já não movimentam o moinho de nosso presente.

O segredo, portanto, é parar de alimentar esses pensamentos, condenando-os a gradualmente morrer de inanição e a desaparecer de nosso dia a dia. Somente assim, teremos uma verdadeira chance de viver no presente que, em realidade, é o único tempo que existe. O futuro e o passado são ilusões que cultivamos para justificar nossa vida de rotinas sem fim. O presente é o momento que pode transformá-lo e despertá-lo de uma vida mecânica e sem sentido.

Pense bem nisso e, ao invés de abraçar suas dúvidas com a cabeça, envolva-as com seu coração, ligue-se, através da fé, a Deus, em total humildade, e você começará a sentir a paz que a mente nunca poderá lhe oferecer.

"O barco da vida singra os mares do tempo e, certamente, não terá como evitar eventuais borrascas em seu caminho. Contudo, se seu coração guardar silente o segredo da presença divina, um porto seguro sempre estará ao seu alcance."

Anônimo

27

LUTAR SEMPRE, DESISTIR JAMAIS

SOU um lutador convicto. Todos os dias, para mim, são uma arena onde sei que travarei batalhas desde a hora em que acordo até a de dormir. A maioria delas são interiores e as quais somente eu testemunho. Algumas são uma questão de aceitação, outras, de adequação. Todos nós lidamos com conflitos que se nos impõem a despeito de nossa vontade.

Nos últimos tempos, pelo fato de estar sempre disposto a ajudar quem está ao meu redor, tenho percebido com mais nitidez a ânsia de certas pessoas de mudar o próximo. Quanta pretensão! A única pessoa que podemos ousar mudar somos nós mesmos e, assim mesmo, à custa de muito esforço e perseverança. Ao invés de tentar modificar os outros, que tal promover uma revolução em si mesmo? Sempre é possível, mediante a auto-observação, colocar em xeque vícios que, em geral, crescem como ervas daninhas em nosso ser, distorcendo nosso caráter e envenenando nossa alma.

Esses vícios são sombras e, como tais, sobrevivem, esgueirando-se pelos desvãos de nossa consciência. Tomamos atitudes claramente egoístas, porém, ao invés de enfrentá-las com a luz de nossa consciência, nós as relevamos como se fossem meros caprichos aos quais não devemos dar muita importância. A inveja que viceja em nosso olhar é tratada como um simples desejo maroto, sem a intenção de prejudicar ninguém. E o medo que embarga nossa voz e tolhe nossa liberdade é visto apenas como um momento de hesitação, sem grande consequência.

O que fazer efetivamente para que essas tendências degradantes percam sua influência em nossa vida? Bem, isso é obtido por intermédio de um trabalho interior intenso e permanente. Temos de dirigir o foco da luz de nossa consciência para essas sombras que, primeiramente, perderão seus contornos e, depois, ficarão cada vez mais transparentes até o dia em que já não conseguirão exercer nenhum poder sobre nós. Caso entremos, com diligência, nesse processo, veremos que nossos defeitos diminuirão gradualmente, enquanto nossas virtudes começarão a se fortalecer. Dessa forma, teremos condições de ser um exemplo.

Meu sobrinho de 6 anos percebe meus problemas de saúde e, sem saber como me ajudar, me diz que não quer que eu morra. Engraçado como esse desejo simples e puro me conforta e me dá forças suficientes para me levantar da cama e recomeçar minha luta de cada dia. Sei que já não vou ganhar nenhum campeonato, que essa época ficou para trás. Meu desafio já não é competir para subir ao pódio como antigamente. O simples fato de estar vivo e poder colaborar positivamente na vida daqueles que me amam é o que mais me importa hoje.

Cada um de nós tem suas armas e seu potencial para lutar e ajudar os outros. A intensa e profunda vivência que tive em meus "últimos" 45 dias me permitiu lançar um olhar diferente para a vida. Sei que minha vida não é fácil, que meu fardo é pesado, e só eu e Deus sabemos o que passo todos os dias. É natural que muita gente me olhe com comiseração devido a meu estado atual, mas passei dessa fase de me ligar desnecessariamente a pensamentos e sentimentos alheios, pois cada um deve lidar com seus próprios desafios e encontrar a força correspondente para vencê-los.

Um dia, minha irmã estava assistindo a um vídeo da época em que eu saltava. De repente, a emoção tomou conta dela e chorou. Claro que eu gostaria de estar saltando, mas hoje vejo o quanto cresci com essas dificuldades e como as lutas fizeram de mim um homem melhor. Desistir não faz parte de meu temperamento. Sei do que sou capaz quando vejo minhas vitórias diárias. Por isso, continuo e continuarei lutando sempre.

"Hoje desaprendo o que tinha aprendido até ontem e que amanhã recomeçarei a aprender."

Cecília Meireles

28

Não julgue o fardo dos outros

Nós, como seres humanos, temos a tendência de julgar tanto as notícias que surgem na mídia como o comportamento das pessoas sem a respectiva reflexão e o exame aprofundado de sua veracidade. A correria de nossa vida colabora como a desculpa perfeita para nos afastar de uma análise mais séria dos fatos, o que nos leva, muitas vezes, a inferências sem fundamento comprovado.

Nesse sentido, abraçamos o prejulgamento como algo natural, que dispensa o exercício da prudência. Em geral, acabamos vivendo em cima de pressuposições, muito embora nem sempre as expressemos. Esse traço bem peculiar do comportamento humano fez com que eu revisse o modo com o qual procedo quando estou em público para evitar, tanto quanto possível, constrangimentos e mal-entendidos.

Das sequelas da cirurgia, a que mais me incomoda é o equilíbrio. Ou melhor, a falta dele, uma vez que o ato de caminhar exige de mim uma concentração mental muito grande. Normalmente o andar é processado, em grande parte, por nosso sistema nervoso autônomo, o que nos permite executá-lo sem a necessidade de pensar, mas, no meu caso, sou obrigado a tratá-lo como um ato consciente a cada passo. Por exemplo, não posso andar de mãos dadas com ninguém porque, ao invés de me dar segurança, a pessoa se torna mais um fator que devo considerar enquanto ando, o que pode me induzir ao desequilíbrio.

Algumas vezes, esse tipo de situação acabou me pintando com as cores de orgulhoso, de alguém que não aceita ajuda por pura soberba. Bem, isso apenas reforça a noção de que as aparências enganam. Na realidade, devido a uma reação neuromuscular, movimentos, como os que são necessários para caminhar, ficam prejudicados. Quando tropeço e percebo que vou cair, antes da queda eu me jogo no chão, pois sei que minha resposta neurológica tem um retardo e não posso confiar nela. Caio e os espasmos musculares continuam por um tempo, fazendo com que eu não possa me levantar imediatamente, mesmo com a ajuda de pessoas que, com a melhor das intenções, tentam me auxiliar. Depois que relaxo, consigo até me erguer sozinho.

Contudo, a impressão que fica é a de que não aceitei uma mão amiga e, naturalmente, me taxam de arrogante. Por isso, digo que raramente temos uma segunda chance para reverter o impacto causado por uma primeira impressão negativa. Naturalmente, isso pode ser extrapolado para qualquer situação em nossa vida.

Agora, faço uma pergunta para sua reflexão: até que ponto você é uma pessoa que faz prejulgamentos, sem dar à outra pessoa uma chance de expor os motivos que a levaram a agir de modo, à primeira vista, desagradável ou inconveniente? Como são suas atitudes e pensamentos diante do outro? Já pensou que ele pode ter dificuldades que você nem sonha que existem?

> *"O que não provoca minha morte faz com que eu fique mais forte."*
>
> ***Friedrich Nietzsche***

29

Juntos somos mais fortes

Tenho amigos que sempre nutriram a ilusão da autossuficiência. Também pudera, tinham a seu favor a beleza, corpos bem esculpidos, esposas que todos invejavam, carro do ano... mas tudo isso não impediu a passagem do tempo. Não que o tempo os tenha tratado de modo diferente, porém eles reagiram com especial amargura diante de sua inclemência.

Não aguentavam se olhar no espelho e ver sua pele ressecando e perdendo o viço a despeito de todos os cosméticos que aplicavam, nem observar impávidos a flacidez corroendo sua musculatura atlética. Somado a isso, alguns acabaram tendo de enfrentar até problemas financeiros. O brilho que ostentavam foi ofuscado e, em certos casos, cedeu lugar à depressão, pois muitos viam em seus predicados físicos e em sua pujança a razão de sua vida. Sem isso, eles simplesmente murcharam e se recolheram inconformados e ressentidos com o final de sua história.

A vida nos mostra o resultado de nossas escolhas. Se nossa opção for erguer barricadas, um dia, quando nossa vitalidade já não for a mesma, nós nos veremos encurralados na prisão que construímos e a solidão será nossa única companheira. Naturalmente, alguns seres humanos passam a vida como eremitas, mas a maioria de nós tem um forte instinto gregário. Somos seres sociais e dependemos uns dos outros para sobreviver, para manter nossa saúde mental e emocional.

Desde criança, descobrimos que juntos somos mais fortes. A vida solitária desperdiça a oportunidade de aprender com as outras pessoas e, assim, crescermos juntos. O fato de sermos diferentes agrega valor ao todo e cria a possibilidade de uma interdependência saudável.

Por favor, não me entendam mal. Não quero dizer que devemos nos socializar por medo da solidão. De forma alguma! Acredito apenas que nossa vida deve ser calcada em uma rede de relacionamentos sadios, tolerantes, sinceros e respeitosos. Nunca me senti sozinho, sempre tive a graça de ter Deus ao meu lado. E hoje percebo que quanto mais afastamos as pessoas de nosso convívio, mais a vida nos mostra que precisamos uns dos outros.

Sempre fui contra a Igreja como instituição mediadora do poder divino, mas, ao longo da vida, percebi que minha união com pessoas da mesma crença preenche o vazio em meu coração e me fortalece. Essa fé me liga ao amor divino que me conforta e me liberta.

"Os covardes morrem várias vezes antes da sua morte, mas o homem corajoso experimenta a morte apenas uma vez."

William Shakespeare

30

O SEGREDO CONSISTE EM SE MANTER EM PÉ

EU tive a honra de treinar com um dos melhores profissionais do mundo em defesa pessoal quando morei nos Estados Unidos. Lá, aprendi que um dos principais pontos a serem observados quando travamos uma luta refere-se ao ângulo de visão. Quanto mais aberto nosso campo de visão, maior nossa possibilidade de desarmar os ataques de nossos oponentes. Além disso, se possível, devemos garantir nossa retaguarda e procurar ficar de costas para uma parede.

Outro ponto importantíssimo tem a ver com nossa disposição mental e emocional. No caso de uma derrota, sempre devemos encará-la como uma lição a ser aprendida, valorizada e nunca como algo vergonhoso ou frustrante, visto que, para cair, basta estar em pé.

Outra lição preciosa, e talvez a mais importante, diz respeito à aplicação dos princípios das artes marciais à vida. Quando digo que a vida é uma luta, não estou traçando uma simples analogia, mas reconhecendo uma realidade de nosso dia a dia. Nos dois casos, o cuidado maior consiste em evitar a queda, pois basta um lapso de segundos para que alguém aproveite nossa posição vulnerável e nos ataque. Sendo assim, cuidado! Se escorregar na casca de banana da tristeza, erga-se o mais rápido possível.

Para isso, comece prestando atenção a sua postura. Já percebeu que, quando entristecemos, nós nos curvamos e ficamos cabisbaixos, instintivamente? Da próxima vez que estiver triste, respire fundo e corrija sua postura, deixando sua coluna ereta e seu queixo erguido. Olhe para frente e para o alto. É impressionante o impacto que essa mudança postural pode provocar em nossa disposição emocional. Experimente esse truque. Eu garanto que você se sentirá muito melhor em pouco tempo.

Quando percebi que minha saúde se deteriorava, fiz uma varredura atenta e minuciosa em minha alma. Lembro-me de que primeiro notei que puxava a perna, depois veio a fraqueza, em seguida, a tontura e, finalmente, comecei a tropeçar e cair. Foi um processo gradativo de debilitação. Sentia como se estivesse perdendo meu arsenal de possibilidades para levar avante minha vida.

Contudo, cada vez que caía, aprendia mais uma lição e imediatamente a aplicava na prática. O segredo é manter-se em pé. Afinal de contas, tenho hoje, ao meu lado, o melhor treinador do mundo que me revitaliza a cada golpe que recebo da vida: Deus.

"A morte não é nada para nós, pois, quando existimos, não existe a morte, e quando existe a morte, não existimos mais."

Epicuro

31

Aprenda com suas derrotas

Não posso negar a bênção que me foi concedida de ter podido construir uma carreira que, sem dúvida, me deu muitas alegrias e à qual me dediquei de corpo e alma. Nesse contexto, sou também grato por ter encontrado, ao longo desse caminho, tanto vitórias como derrotas, pois ambas tiveram um valor inestimável para forjar meu caráter.

Quando a vitória nos dá asas, temos a impressão de que o céu é nosso único limite. No entanto, assim como Ícaro despencou das alturas ao descobrir, tarde demais, que suas asas de cera derretiam sob o intenso calor do Sol, nós também temos de aprender a lidar com a derrota. A verdade é que poucos estão preparados para aceitá-la positivamente, o que é uma pena, pois deveríamos sorvê-la até a última gota, de modo que ela nos induza a um autoconhecimento mais profundo, mediante momentos de introspecção e reflexão.

Então, o impacto da derrota funcionaria como um despertador, como um meio de nos acordar para nossa realidade, de repensar nossas atitudes perante a vida e de nos amadurecer como seres humanos. Nos dias atuais, para vencer uma mera limitação física, preciso haurir forças que, embora desconhecesse, estavam dormentes dentro de mim. O simples ato de subir uma escada chega a ser uma epopeia, tamanho o esforço exigido.

Outro dia, fui nadar e percebi que tenho espasmos dentro da água. Apesar de toda a minha experiência como nadador, se estivesse no mar, poderia ter me afogado. Aquilo teve o condão de me conscientizar do meu estado e das estratégias que deveria usar para chegar aonde queria. Minha reação à percepção de minha incapacidade foi de imensa gratidão. As coisas, que fazia com um pé nas costas, hoje exigem minha concentração total. Devido à facilidade com que as executava, não lhes dava o devido valor. Dessa forma, o simples e o fácil nunca atraíram minha atenção.

Nesse sentido, aprendi muito quando me tornei treinador da Seleção Brasileira de Jiu-Jitsu Internacional e tive de lidar com o imperfeito, com a dificuldade e com a incapacidade. Cada derrota me obrigava a rever as estratégias mediante análise pormenorizada de cada golpe desde o início da luta até sua conclusão.

Quando nos conscientizamos de nossos erros, de nossas dificuldades e de nossas vulnerabilidades, criamos as condições necessárias para nos aprimorar e lapidar uma nova e melhor versão de nós mesmos.

Portanto, não negue a si próprio a oportunidade de aprender com suas derrotas. Seja generoso consigo mesmo.

"Se quiseres poder suportar a vida, fica pronto para aceitar a morte."

Sigmund Freud

32

NEM TUDO DEPENDE DE VOCÊ

A VIDA é uma dança complexa entre ação e reação. Nessa interação constante dentro de nossa sociedade, nem sempre os méritos de cada indivíduo são devidamente reconhecidos. Interesses políticos e pessoais são fatores que seguramente influenciam muitas decisões e definem o desfecho da trajetória de nossos esforços.

Senti isso na pele quando fui cortado da Delegação Brasileira e não pude competir em uma importante prova disputada no Campeonato Sul-Americano de Saltos Ornamentais de 1985, que seria realizado em Guayaquil, no Equador. Como o objetivo aqui é apenas ilustrar um ponto de vista, não vou expor os detalhes dessa história. Basta dizer que os resultados que obtivera até então eram suficientes para garantir meu lugar na competição, porém, devido à politicagem praticada na época, minha convocação acabou não acontecendo.

Diante dessa injustiça, poderia ter reagido negativamente. Como sabemos, a frustração é a rota normal tomada por muitos e, não raro, alguns chegam até a enfrentar depressão patológica severa, entretanto, minha reação foi a mais realista possível, visto que compreendia que, como seres humanos, somos impotentes diante de inúmeras vicissitudes.

É interessante observar que a vida nos reserva muitas surpresas nesse sentido. Existe, sim, um jogo de poder que, muitas vezes, menospreza as cartas que temos em mãos. Basta que sejam alteradas as regras do jogo no meio da partida para que sejamos pegos de calças curtas.

A única coisa que podemos e devemos controlar é nossa reação a essas novas circunstâncias. Se, por acaso, algo parecido ocorrer em sua vida, segure o tranco e faça o seu melhor. Contudo, siga em frente sem lamentações, porque nem tudo depende de você.

"Aprendi que vai demorar muito para me transformar na pessoa que quero ser, e devo ter paciência. Mas aprendi também que posso ir além dos limites que eu próprio coloquei."

Charles Chaplin

33

Acredite em milagres

Passei 17 anos de minha vida com a segunda vértebra cervical quebrada. Conhecida também como áxis, ela serve de eixo para a rotação da primeira vértebra, a atlas, em cima da qual se assenta nossa cabeça. Atlas, segundo a mitologia grega, era um deus que foi condenado a carregar o mundo sobre seus ombros. E assim como ele, essa vértebra carrega nossa cabeça. Imagine o perigo que representa o rompimento da medula nessa área que liga nosso cérebro e o resto do corpo.

A fratura dessa vértebra normalmente inflige danos irreparáveis à vida humana. E aqui estou eu para provar que nem tudo pode ser explicado pela ciência. Sim, meu caso ainda hoje é considerado excepcional e digno de estudos médicos. A ciência humana não pode sondar a glória dos atos divinos e, quando eles ocorrem, os cientistas perplexos tropeçam em seus próprios pés em vãs tentativas de formular explicações plausíveis para o que denominamos simplesmente milagre.

Minha história é um testemunho incontestável de um milagre. Sempre que mostro meus exames para um médico, a reação é de espanto. Nos anais da medicina, não há relatos de ninguém que tenha sobrevivido incólume ao que passei para contar sua história. Em geral, as pessoas morrem por sufocamento em situações similares. Quando fui atendido pela chefe de neurologia do plano de saúde, ela percebeu que eu era um tetraplégico incompleto e imediatamente convocou uma junta médica para analisar meu caso para decidir se uma cirurgia seria viável.

Até hoje, ninguém sabe cuidar de mim. Deus me concedeu uma segunda chance e sinto que devo honrá-la da melhor maneira possível. Se você acreditar verdadeiramente em milagres e tiver fé inabalável, poderá também enfrentar o insólito em sua vida e superar as condições mais adversas.

"A alegria evita mil males e prolonga a vida."

William Shakespeare

34

Por que ainda estou vivo?

Todos os dias, ao acordar, eu me faço a seguinte pergunta: por que ainda estou vivo?. Essa tem sido a incógnita na equação de minha vida, desde que tomei ciência da jornada sem precedentes que tinha feito durante 17 anos com o pescoço quebrado e das condições em que provavelmente passaria o resto dos meus dias após a cirurgia.

A partir dessa conscientização, minhas atitudes mudaram completamente e passei a dar outros valores a tudo o que faço. Basta conhecer um pouco a minha história para ter uma ideia da grande guinada que ocorreu em minha vida. Embora essa mudança tenha repercutido em todas as minhas atividades, ela não me impediu de continuar ativo. Faço questão de trabalhar, contribuir em casa e de prover meu sustento, pois acho importante manter uma postura saudável em minhas relações tanto profissionais como familiares.

Contudo, o que realmente me motiva a levantar todos os dias é a possibilidade de levar palavras de conforto aos necessitados. Sonho em plantar sementes de amor por onde passo a fim de inspirar outras pessoas a terem a coragem de mudar seu comportamento e, mediante essa transformação, tornarem-se mais humanas e solidárias para com o mundo. Tento passar minhas experiências em forma de texto, palestras e vídeos, porque são materiais capazes de provocar reflexão sobre os problemas que vivemos no mundo atualmente.

Quem sabe, a partir deste livro, você também descubra quais os motivos que o levam a acordar todos os dias? No meu caso, descobri que Viver, sim, Viver com "V" maiúsculo, é estar bem comigo mesmo, perceber a bem-aventurança de minha existência, colaborar para que as pessoas também se sintam felizes e, se possível, ser um lenitivo para a alma dos que me estendem sua mão em busca de auxílio. Se todo mundo fizesse isso, a vida seria melhor, você não acha?

"A todos os que sofrem e estão sós, dá sempre um sorriso de alegria. Não lhes proporciones apenas os teus cuidados, mas também teu coração."

Madre Teresa de Calcutá

35

Observe a si mesmo

Você já parou para pensar que agora, neste instante, muitas coisas podem estar minando nossas forças sem que percebamos? Muitas operam de forma sub-reptícia, são tão silenciosas que, se não estivermos atentos, passarão despercebidas. Fiquei dezessete anos, sentindo os efeitos de uma queda. Em retrospecto, vejo que não tomei as providências que hoje me parecem óbvias porque não prestava a devida atenção ao que me acontecia, já que inconscientemente rejeitava a possibilidade de que qualquer infortúnio pudesse ocorrer em minha vida.

Hoje, quando vejo pessoas menosprezando as consequências de um acidente e postergando os exames para um futuro incerto ou empurrando problemas sérios com a barriga, lembro-me de mim naquela época. Certamente, se estivesse acostumado a me observar com mais vagar, não teria relegado a segundo plano minha saúde. Aprendi a duras penas que tudo o que deixamos de lado, por mais desprezível que seja, tem o potencial de virar uma grande bola de neve à medida que desce a montanha dos dias que passam despercebidos. E pode apostar que quando ela chega ao sopé dessa montanha, as consequências são drásticas!

Não quero com isso dizer que você deva se preocupar em demasia, mas, sim, que quanto mais consciente for das coisas que o cerca, maiores serão suas chances de escapar ileso dos reveses da vida. Cuidar de nós mesmos é uma questão de respeito ao milagre da vida. O amor-próprio, a auto-observação e a atenção constante às condições que nos cercam são essenciais para que possamos nos cuidar adequadamente.

Observe tudo o que está protelando e tente resolver essas pendências o quanto antes. Não postergue decisões importantes. Lide com a vida de uma maneira madura. Assuma de uma vez por todas a responsabilidade de sua saúde e de sua vida.

"Precisamos, pois, fundamentar a existência na observação da vida cotidiana, sem distorções de qualquer espécie."

Jiddu Krishnamurti

36

De quem você gostaria de se despedir?

A VIDA está sempre grávida de surpresas. Nunca sabemos quem encontraremos ao longo dessa viagem, quem caminhará ao nosso lado, nem em qual estação desembarcaremos e acenaremos, com um olhar de adeus, para os que seguem adiante. Alguns desses encontros e despedidas são verdadeiras encruzilhadas, outros tangenciam nossa trajetória e passam quase despercebidos. Há pessoas tão especiais que, quando se despedem de nós, levam um pedaço de nosso coração e, em seu lugar, fica morando apenas a lembrança.

Acredito que a vida, sendo um verdadeiro milagre divino, está além dos limites da ciência humana. A partir do dia em que meu médico olhou para mim e me disse que havia uma grande probabilidade de eu não resistir à cirurgia, comecei a viver os 45 dias seguintes como se fossem os últimos e os aproveitei para ficar em paz comigo mesmo e com todos aqueles que tinham real significado para mim.

Abri o peito e mostrei-me por inteiro aos amigos, aos meus amores e à minha família. Posso afirmar que esse despojamento foi tão completo e sincero que não deixou lugar para tristezas. As pessoas que estavam ao meu lado se achegaram mais ainda e nós nos acalentamos uns aos outros. Deixei de lado a arrogância, o medo de dizer o que sentia e o que permaneceu foi uma pessoa mais humana, mais vulnerável, mais real, que simplesmente amava e queria ser correspondida.

Embora essa cirurgia não tenha colocado um ponto final em minha história, minha atitude de conciliar minha mente com meu coração não deixou que o medo invadisse minha alma. Nunca mais. E é nesse estado de leveza que espero estar quando finalmente chegar o dia de minha partida definitiva.

Para isso, não deixo que mágoas me assaltem, nem permito que pendências infestem meus relacionamentos. Somente assim, poderei partir sem remorsos, sem nós a serem desatados, sem palavras de arrependimentos presas nos lábios. E você? Já pensou de quem gostaria de se despedir se tivesse de partir amanhã?

"Não deixamos para trás o que foi gravado em monumentos de pedra, mas o que ficou entrelaçado na vida de outros."

Tucídides

37

Nunca é tarde para recomeçar

O SUCESSO é cativante, ele atrai os olhares de todos como um poderoso ímã. Não é à toa que tantos o busquem com avidez e, muitas vezes, sem escrúpulos. Todavia, como tudo na vida, ele também tem um preço do qual apenas tomamos ciência na hora de passar no caixa.

Embarquei no atletismo ainda muito criança e sinceramente não sei dizer ao certo quando vencer passou a significar mais do que competir. Acredito que todos os campeões compartilham este grande poder de mentalizar sua imagem no pódio. Ouso dizer que não se trata apenas de um desejo, mas de uma criação mental, da projeção de uma imagem que, a certa altura, os outros também passam a vê-la e admirá-la. Eles se deslumbram com aquela imagem de campeão e, assim, quase como mágica, nascem os ídolos.

O culto à imagem do herói é pervasivo em nossa sociedade. Mesmo quando as pessoas se interessam por sua história, em realidade, elas não querem conhecer o ser humano por trás da imagem, mas simplesmente a vida daquele mito. Esse problema toma vulto quando você também passa a acreditar na veracidade desse ídolo de barro, pois a glória do estrelato, em muitos casos, acaba afastando-o do mundo dos relacionamentos saudáveis, nos quais as pessoas amam e são amadas pelo que são e não pelo que têm.

No meu caso, por exemplo, eu não dava a mínima para minha classificação como ser humano, desde que minha imagem de atleta bem sucedido ocupasse o primeiro lugar. Durante os 45 dias em que fiquei encurralado em mim mesmo, comecei a entender que o prazer não tem um lugar reservado no pódio e que eu poderia ser feliz sem o abraço frio dos aplausos. Comecei a dar valor a um simples sorriso, desde que fosse sincero, a um abraço apertado, desde que um coração sussurrasse para o outro: "eu te amo". Compreendi que um instante no presente valia mais a pena do que uma longa vida de ilusões. Vi que as pequenas coisas do dia a dia encontravam seu encanto na simplicidade.

Durante muito tempo, não tinha sido capaz de percebê-las porque meu olhar entorpecido dirigia-se apenas para as minhas vitórias, meus treinos, meu trabalho... Sim, quando estamos centrados em nós mesmos, não conseguimos nos abrir para o novo, não conseguimos nos desconectar de nossas próprias necessidades, nem dar a atenção devida a quem nos ama.

A verdade é que a vida é muito mais que treinar e subir ao pódio. Quantas vezes o Sol nasceu, iluminou minhas manhãs e me aqueceu sem que eu me desse ao trabalho de retribuir seu amor incondicional com um simples olhar no horizonte?

Observe a vida com coragem, com amor, com compaixão! Contemple sua magia e sinta como pode mudar suas atitudes, de modo que esteja perfeitamente integrado ao presente, a fim de desfrutar essa dádiva que Deus lhe concede a cada dia. Nunca é tarde para recomeçar.

"Felicidade é a certeza de que a nossa vida não está se passando inutilmente."

Érico Veríssimo

38

Haja sempre com transparência

Há épocas em que tratamos nossa vida como se ela fosse uma grande roleta-russa e apostamos todas as nossas fichas em nossas iniciativas. A adrenalina rola solta todo dia em nosso sangue, fazendo com que fiquemos viciados nessa tensão do 'tudo ou nada' e nos tornemos escravos desse estresse. As pessoas, que nos veem batalhando desesperadamente em busca do sucesso, aplaudem de pé e nos rotulam como exemplos a serem seguidos.

Entretanto, se tentamos levar a vida de uma maneira mais descontraída, essas mesmas pessoas nos taxam de vagabundos e não hesitam em nos empurrar para a margem da sociedade. Pessoalmente, acredito que a descontração seja uma forma saudável e simples de manter um relacionamento natural com as outras pessoas. Afinal de contas, o que temos a perder quando agimos de modo espontâneo e verdadeiro?

Não são poucos os estudos científicos que comprovam os efeitos perniciosos do estresse para nossa saúde física e mental. No entanto, continuamos a nos comportar de uma forma irresponsável para com o bem-estar de nossa alma. Assim, perdemos noites de sono relaxante como se essa atitude fosse capaz de solucionar nossos infortúnios. Quanta idiotice! A quietude interior é conquistada quando nos conscientizamos de que a vida é uma dádiva divina e nunca um simples jogo de azar.

Há alguns anos, tive uma experiência que me comprovou tudo isso que acabei de expor. Em 2005, eu me inscrevi para participar de um novo reality show, chamado Casamento à Moda Antiga, que foi realizado pelo canal de televisão SBT. Mediante um processo de seleção entre vários candidatos, fui escolhido para ser par de uma moça em um relacionamento que deveria se desenvolver em 21 dias de confinamento, durante o qual teríamos chance de nos conhecer melhor e, eventualmente, ficarmos noivos e até nos casar.

Além da oportunidade de travar contato com pessoas interessantes, minha exposição em um programa televisivo poderia também me proporcionar uma plataforma para a divulgação de meus projetos profissionais. Estava completamente consciente do que fazia e, de certa forma, isso transpareceu para os telespectadores que reconheceram minha autenticidade em tudo o que falava, tanto no processo seletivo como no período de confinamento.

Essa espontaneidade foi um fator decisivo para que eu desenvolvesse uma afinidade com o público. Portanto, gostaria de sublinhar a seguinte mensagem: confie em si mesmo e em Deus. Haja com descontração, sempre evitando entrar em cabos de guerra com outras pessoas. E, sobretudo, não se esqueça de desfrutar a vida com amor e prazer.

"Um olhar espontâneo pode elucidar melhor suas dúvidas do que horas de estudo meticuloso."

Ralph Waldo Emerson

39

Os melhores dias de minha vida

Abri os olhos, ainda sob os efeitos da sedação. Depois de tanta expectativa, senti até uma sensação de alívio ao perceber que a cirurgia tinha sido um sucesso. Logo poderia tentar retomar minha vida que estava descarrilhada há 45 dias. Tudo o que me vinha à mente era gratidão por ter vivenciado esses dias tão especiais em que aprendi a reverenciar a vida. Eu tinha mergulhado profundamente em mim mesmo e encontrado, lá no fundo, uma concha que, a muito custo, consegui abrir e retirar a pérola do significado da vida. Finalmente, tinha me reconectado ao meu ser interior e às pessoas que amava.

Minha primeira pergunta, ao acordar, foi se a cirurgia tinha sido realizada mesmo. Olhei ao meu redor e senti o ar entrar em meus pulmões. Sim, eu estava ali, vivo, depois da tão temida cirurgia. Sorri por dentro e por fora. Se Deus tinha me concedido renascer, eu teria então que retribuir seu gesto, desligando o piloto automático da minha antiga vida, e vivendo a nova, totalmente assentada na consciência do momento presente.

Naqueles 45 dias, tinha me nutrido com fé, esperança e amor, desvendado o real significado de ser simplesmente humano e me maravilhado com coisas que, em 45 anos, não tinha sido capaz de perceber. Tinha escalado a montanha da vida e, lá do alto, contemplado a impermanência de tudo o que existe. A instabilidade econômica, as pandemias que ceifam a vida de milhões, a depressão que corrói nosso coração, vi tudo isso convivendo ao lado de minhas alegrias, amores e realizações.

Ao vislumbrar a vida como ela é, com todas as suas aparentes contradições, passei a respeitar ainda mais esse milagre pelo qual somos abençoados. Não tenho como negar, saí do hospital um novo homem.

Experimente você agora. Ouse sair do casulo da ignorância e desfrutar tudo o que a vida tem para lhe oferecer. Celebre seu dia a dia em plena consciência! O futuro pertence ao talvez. Tudo o que temos é o momento presente. Respire fundo e viva o agora.

"Se trouxermos à nossa vida a maturidade de saber que tudo é impermanente, vamos ver que nossas experiências serão mais ricas, nossos relacionamentos mais sinceros, e teremos maior apreciação por tudo aquilo que já desfrutamos."

Chagdud Tulku Rinpoche

40

Semeie a felicidade em seu caminho

A vida em comunidade pressupõe o auxílio mútuo. Ao mesmo tempo em que temos o poder de ajudar, devemos ter a humildade de reconhecer que também precisamos de ajuda. Quando comecei a ficar doente, muito antes de descobrir o que tinha, parei de perder tempo com discussões fúteis que não me levavam a lugar algum. Eu me sentia como um castelo de areia na praia, observando as ondas se aproximarem.

Devido a essa vulnerabilidade crescente, pressenti que minha rota estava sendo alterada. Sabia que minha saúde estava se deteriorando e que minha vitalidade entrava em franco declínio. Minha reação, diante desse quadro, foi olhar para as pessoas ao meu redor e fazer tudo ao meu alcance para ajudá-las. Ao invés de me lamentar pela desventura que vivia, passei a explorar mais o lado positivo de todas as coisas.

Essa atitude atraiu a atenção daqueles que estavam necessitados e não sabiam a quem recorrer para encontrar um conselho amigo, sensato, isento de críticas e preconceitos. Aprendi a aceitar com naturalidade a condição humana, a compreender melhor minhas próprias imperfeições. O ser humano é carente, cada um a seu modo, e todos nós estamos sujeitos aos caprichos das ondas do mar da vida.

Contudo, por mais revolto que esteja esse mar, sempre poderemos contar com o farol da onipotência divina para nos abençoar com sua sabedoria. Mediante esse reconhecimento, parei de olhar apenas para meu umbigo e, desde então, procurei ajudar as pessoas a encontrarem paz de espírito dentro de si mesmas. Para alcançarmos essa quietude interior, é necessária uma mudança radical em nossos hábitos, em nossas atitudes perante a vida.

Certa vez, Mahatma Gandhi, o grande líder hindu que viabilizou a independência da Índia, disse que "à medida que o homem muda sua própria natureza, a atitude do mundo em relação a ele também muda". A verdade dessas palavras reverbera com mais força em nosso mundo atual, em que as pessoas precisam de menos retórica e mais exemplos de vida. Necessitamos esvaziar nosso coração de toda a iniquidade mediante o perdão. Liberte-se das amarras dos ressentimentos e não deixe que o rancor envenene sua alma. Essas coisas passam a ser irrelevantes a partir do momento em que seu coração se liga a Deus, em fé inabalável, e Ele o purifica, protegendo-o de todo o mal.

O mundo é muito maior que nossas manias e picuinhas. Dê um basta a toda discórdia e conflito sem sentido, pois esses golpes não apenas ferem quem o ataca, mas também acabam atingindo-o com igual violência. Olhe para frente e semeie a felicidade em seu caminho, "pois a quem tem, mais se lhe dará".

Essa é a receita preconizada por Mateus em seu evangelho. Siga-a com amor e desprendimento. Tenho certeza de que você nunca se arrependerá.

"Nós refletimos o mundo. Todas as tendências presentes no mundo exterior podem ser encontradas em nosso corpo. Se pudéssemos mudar a nós mesmos, as tendências mundiais também mudariam. À medida que o homem muda sua própria natureza, a atitude do mundo em relação a ele também muda. Esse é o divino mistério supremo. Além de maravilhoso, ele é a fonte de nossa felicidade. Não precisamos esperar para ver o que os outros fazem."

Mahatma Gandhi

41

Seja sua dose diária de coragem!

A característica que destaca o ser humano de todas as outras criaturas é, sem dúvida, sua capacidade mental. Ela permite que nos meçamos e nos comparemos. Nessa comparação, vemo-nos superiores ou inferiores, maiores ou menores, melhores ou piores. E, diante de tais constatações, nasce em nós o desejo de nos superar, de melhorar nosso desempenho, de conquistar aquilo que parece estar além de nossa capacidade.

Esse mesmo desejo tem sido o motor das competições, e o atletismo é, talvez, a modalidade esportiva em que o esforço de superação é mais evidente. O grau de cobrança tanto do indivíduo para consigo mesmo como da sociedade para com ele pode ser elevadíssimo. Mais do que as agruras dos treinamentos constantes, o atleta tem de lidar com desafios psicológicos excruciantes.

Por experiência própria, posso afirmar que, muitas vezes, o resultado de uma competição não depende apenas de sua preparação física e mental. Existe, como tudo na vida, um componente que é imprevisível, pois nem sempre acordamos com nosso organismo funcionando perfeitamente e nosso rendimento pode cair para níveis muito aquém de nosso real potencial, a despeito das centenas ou milhares de horas de treinamento ostensivo.

Quando o atleta alcança um nível olímpico de competição, fatores que normalmente nem seriam considerados importantes em uma atividade comum acabam sendo decisivos. A simples alteração da temperatura ambiente pode afetar decisivamente o desempenho de um atleta. Uma lesão mal curada ou ainda não diagnosticada pode agravar-se em um momento de maior esforço no meio da competição e frustrar as expectativas de uma vitória dada como certa.

Contudo, a maior e mais importante competição não é disputada contra os outros adversários, mas contra nós mesmos. A vitória sobre nós mesmos é a única que nos dá asas para alçar voo e transcender os limites de nossa vida cheia de rotinas e hábitos. Todo novo dia deve ser de reflexão, de conscientização. Sem esse esforço constante e consciente de vivenciar o presente em nosso dia a dia, a vida revela-se mera ilusão, às vezes, bela, outras nem tanto.

O processo de amadurecimento pelo qual precisamos nos submeter consiste em nos responsabilizarmos por nossas derrotas e vitórias, nossos acertos e erros, sem escapismos, sem bodes expiatórios. Mediante esse amadurecimento, podemos renascer mais conscientes, mais completos, mais humanos. Todavia, e preste bem atenção ao que digo, para que isso se torne realidade em sua vida, é preciso que você semeie e regue diariamente uma qualidade muito especial em seu coração: a coragem.

Olhe-se no espelho ao se levantar e não desvie o olhar quando não gostar daquilo que o incomoda, daqueles defeitos e vícios que o envergonham. Somente nós podemos, por intermédio da força divina em nosso imo, transformar-nos e sair vitoriosos sobre nós mesmos. Essa responsabilidade é nossa. Não podemos nos acovardar diante dela. Seja sua dose diária de coragem!

"É fácil entender uma criança que tem medo do escuro; a verdadeira tragédia se dá quando homens adultos têm medo da luz."

Platão

42

Mantenha seu norte se quiser chegar a seu destino

A vitória de um time depende essencialmente do espírito de equipe em que todos se unem para derrotar o adversário. Todos devem se irmanar em prol de cada um e cada um, em prol de todos, para que surja um foco em torno do qual seja possível formar uma sinergia, capaz de levar o time à conquista de um campeonato.

Da mesma forma, sempre que nos engajamos em um novo empreendimento profissional com outros sócios ou entramos em um relacionamento amoroso, embarcamos em uma viagem que exige a convergência de esforços por parte de todos. Caso contrário, corremos o risco de ver nossa embarcação ficar à deriva e se perder em alto-mar.

Quantas vezes vemos isso acontecer com casais em que o marido e a esposa se dedicam a interesses diferentes e, à medida que o tempo passa, cada um vai lentamente se afastando um do outro até que, num belo dia, percebem que já não têm nada em comum. Em realidade, eles já não estavam no mesmo barco há muito tempo e não se davam conta do que ocorria. Devemos ter isso sempre em mente se quisermos que essas viagens em que embarcamos com nossos parceiros sejam bem sucedidas a longo prazo.

Depois que partimos e estamos em alto-mar, as intempéries podem surgir a qualquer momento e as ondas sabem ser impiedosas nessas horas. Se não mantivermos as mãos firmes no timão, o barco acabará cedendo à fúria dos ventos e um relacionamento construído com muito carinho poderá terminar, deixando mágoas em ambos os lados. Por isso, repito: se todos no barco mantiverem sua atenção voltada para o destino final, em direção única e inequívoca, a viagem será um sucesso em todos os sentidos.

"A vida é maravilhosa se não se tem medo dela."

Charles Chaplin

43

Assuma a responsabilidade sobre seus atos

Muita gente me pergunta por que tomei a decisão de não contar para ninguém sobre o alto risco da cirurgia a que iria me submeter. Bem, o que mais me influenciou na época a ficar calado a respeito disso foi a empatia, esse sentimento tão arraigado e presente na vida da maioria das pessoas.

Em geral, somos seres muito empáticos. Quando presenciamos ou mesmo ouvimos uma história que nos toca, temos a tendência de abrigar em nosso coração o sofrimento alheio e, ao acolhê-lo, passamos a sofrer a dor do outro, porém segundo nossas próprias emoções e entendimento. Essa experiência pode ser extremamente dolorosa se tivemos um relacionamento afetuoso com a pessoa que sofre.

Embora a empatia tenha realmente um aspecto nobre, caso nos deixemos levar por esse sentimento sem a devida mediação de nossa consciência, ele pode virar uma avalanche dentro de nós. Acabamos sofrendo uma dor desnecessária, pois ela não tem o poder de causar um alívio na outra pessoa. Nosso sofrimento passa a ser, em grande parte, inútil. Tendo isso muito claro em minha mente, não vi sentido em compartilhar a gravidade da cirurgia. Eu iria apenas provocar uma comoção que, afinal de contas, não me ajudaria nem poderia alterar o desfecho da minha história. As pessoas são muito emotivas e devemos, se possível, poupá-las de dissabores que estão além de seu controle.

Tudo o que queria era viver esses dias que antecederiam a cirurgia em paz e alegria. A vida tinha me ofertado tantas oportunidades que seria injusto de minha parte se deixasse a amargura me dominar nesses momentos finais. Pensei assim: "Talvez, tenha chegado minha hora. Tudo tem início, meio e fim. Se estou prestes a escrever o último capítulo de minha história, não quero, de forma alguma, que ela se torne um melodrama."

A única coisa que fiz questão foi despedir-me de quem amava. Não tenho dúvida de que a presença de Deus foi muito intensa nesses dias, pois sentia ao meu redor o perfume da bem-aventurança. O percurso da vida é desenhado com muitas curvas e, às vezes, longas retas que descortinam paisagens extraordinárias. Basta dedicarmos um pouco de cada dia para admirá-las e ficaremos agradecidos por termos tido a oportunidade de vivenciar esse milagre.

Todas as lombadas por que passamos e provocaram solavancos ficarão em segundo plano nessa retrospectiva. Não poderia, portanto, deixar que as pessoas com as quais tinha estabelecido vínculos de amizade e amor sofressem, enquanto eu me sentia tão grato pelo que recebera em minha vida. Não tem sentido semear sofrimento na vida de quem amamos. Por isso, nunca deixe de assumir a responsabilidade sobre tudo o que você semeia.

"Tu não és para mim senão um garoto inteiramente igual a cem mil outros. Eu não tenho necessidade de ti e tu não tens também necessidade de mim. Não passo a teus olhos de uma raposa igual a cem mil outras. Mas, se tu me cativas, nós teremos necessidade um do outro. A partir desse momento, serás para mim único no mundo. E eu serei única para ti..."

Antoine de Saint-Exupéry

44

Não empurre seus problemas com a barriga

Os saltos ornamentais são, sem dúvida, um dos esportes mais admirados, justamente por causa dessa habilidade de controlar-se quando a única referência passa a ser o que você percebe de si mesmo. Ainda que você estude e analise filmes e fotos de seus saltos para corrigir milímetros em sua postura, mesmo assim, quando você está no ar, é sua percepção de corpo a única que o orienta. É um compromisso entre seus esforços físicos e a lei da gravidade. Quando bem executado, o resultado é que as pessoas têm a impressão de que você não caiu, mas voou.

Aos 15 anos, saltei de uma altura de dez metros pela primeira vez e atingi a superfície da água de barriga. A violência da queda foi tamanha que minha sunga rasgou na lateral. Obviamente, fui parar na enfermaria. Fiquei todo cheio de hematomas, com bolas de sangue espalhadas pelo corpo. Ao invés de ir para casa, insisti com meu treinador que deveria saltar de novo.

É quase impossível explicar para quem não pratica esporte com extrema dedicação o motivo pelo qual esse tipo de atitude representa apenas um desafio a ser superado. Subi ao trampolim e aconteceu a mesma coisa, mas, dessa vez, quando saí da piscina, meu olho esquerdo estava sangrando. Dois dias depois, lá estava eu saltando mais uma vez... Somente comecei a notar que havia algo errado comigo dez anos depois. Minha cabeça estava torta e, quando eu a corrigia, via imagens duplas. Aquela pancada do salto tinha dilacerado um dos músculos oblíquos oculares, que trabalham no sincronismo entre os movimentos dos dois olhos, e me deixado estrábico.

Por que estou trazendo isso à baila? A vida é uma mestra paciente e sábia. Suas lições são constantes e se repetem tantas vezes quantas forem necessárias até que nós as assimilemos. Acidentes como esses que descrevi foram tantos que perdi a conta. Depois de cada um, seguia o mesmo comportamento de minimizar o ocorrido e voltar o mais breve possível à minha rotina. "Hospital? Ah, não! Já passou e foi apenas um acidente sem maiores consequências. Tenho tantas outras coisas mais importantes para fazer..." Minha negligência quase ceifou o milagre que Deus tinha ofertado especialmente para mim.

Pense nisso e não faça pouco caso dos problemas que enfrenta. Assuma a responsabilidade de sua vida. Por muito tempo, vivi a ilusão de ser o super-homem. Precisei de um tratamento de choque para aprender que ele somente existe em histórias em quadrinhos. E digo mais, não veja isso apenas no plano dos problemas físicos. Essa é uma lição de vida que se aplica também ao nosso mundo emocional e mental, com repercussões igualmente funestas. Seguimos a vida colecionando problemas como se pudéssemos colocá-los em um álbum para, depois, esquecê-los.

A verdade, porém, é uma só: Deus não criou nossa barriga para que ela pudesse empurrar nossos problemas. Use-a com moderação.

"A alegria está na luta, na tentativa, no sofrimento envolvido e não na vitória propriamente dita."

Mahatma Gandhi

45

Frente a frente com a morte

Assim que nascemos, a partir do exato momento em que a candeia de nossa vida é acesa, seu óleo começa a ser consumido e tem início a contagem regressiva de nossos dias. Ninguém sabe, ao certo, por quanto tempo ela iluminará nossa casa, pois, na realidade, não é necessário mais do que um sopro do vento para apagá-la.

Você pode fazer pouco caso do que disse e me chamar de pessimista, porém, não se engane, somos todos passageiros. Embora a grande maioria de nós evite a todo custo pensar na transitoriedade da vida por receio de não saber lidar com essa realidade, não podemos ser tão ingênuos a ponto de aceitá-la apenas no plano teórico e renegar sua existência na prática. Devido a essa mentalidade, ao invés de nos focarmos no presente, preocupamo-nos com o futuro... Futuro? Nada nos garante que ele existirá, apenas o otimismo desmedido do ser humano que se recusa a refletir sobre sua vulnerabilidade.

Eu, por exemplo, jamais imaginei que, com todo o meu domínio da técnica, minha inteligência e poder de percepção, pudesse sofrer aquele acidente. O acidente estava fora de cogitação e pronto! Entretanto, a vida tinha urdido outros planos para mim, logo eu que sempre tive medo de ficar inválido ou dependente de quem me cerca. Pois é, quando você não quer depender do outro, a vida arranja um jeito de obrigá-lo a ceder espaço. Ela vem de mansinho e lhe mostra que, por baixo de toda a maquiagem aplicada por meio de sua educação, treino, técnicas e estratégias, você ainda é e sempre será um ser humano que pode ajudar e ser ajudado. Os problemas que enfrentei me fortaleceram. Quando me despi da arrogância, da altivez e da presunção de que eu era o melhor, percebi que precisava sim de um abraço e de abraçar; descobri que eu também tinha vindo ao mundo nu.

A partir desse dia, prometi a mim mesmo que faria tudo ao meu alcance para, ao final dos meus verdadeiros 45 dias, estar preparado para partir em paz, grato por tudo o que vivi, e com o coração leve para encontrar meu Criador.

"O presente é fogo ardente que nos ilumina e aquece, enquanto o futuro não passa de um falso brilhante que encanta nossa imaginação. Embora experimentemos o primeiro com todos os nossos sentidos, é o segundo que chama a atenção dos tolos."

Anônimo

Apêndice A

Minha linha do tempo

1967 – Nasci no dia 15 março em São Paulo (SP);
1972 – Fui diagnosticado com reumatismo infeccioso e "sopro cardíaco";
1973 – Comecei a jogar futsal no Círculo Militar de São Paulo;
1974 – Iniciei-me em saltos ornamentais no Círculo Militar de São Paulo e me afiliei à Federação Paulista de Natação, treinando no Clube Atlético Juventus;
1977 – Fui convocado para fazer parte da Seleção Paulista de Futsal de 1978 e fui vice-campeão paulista de saltos ornamentais;
1979 – Sagrei-me vice-campeão brasileiro e campeão sul-americano de saltos ornamentais;
1982 – Profissionalizei-me fazendo shows de saltos com os Aqualoucos no Parque *Play Center* de São Paulo e fui considerado um dos mais jovens a saltar de 21 m de altura (*High Dive*);
1985 – Tornei-me faixa preta em caratê e entrei na Seleção Paulista de Caratê;
1986 – Mudei-me para os EUA a fim de treinar para os Jogos da XXIV Olimpíada em Seul na Coréia do Sul;
1988 – Contratado pela *Maxwell Associates* para shows de saltos e *High Dive*
1990 – Contratado pela *SeaWorld* em San Diego (CA);
1991 – Mudei-me para Los Angeles e iniciei o treinamento em *kenpo* havaiano com o Mestre Bill Ryusaki;
1995 – Voltei ao Brasil e introduzi o *kenpo* havaiano no país. Sofri um acidente no Centro de Treinamento do São Paulo Futebol Clube que provocou a fratura da minha segunda vértebra cervical;
1997 – Classifiquei-me em 4° lugar do mundo em defesa pessoal em Paris na França e em 1° lugar no campeonato sul-americano de defesa pessoal no Uruguai;
2005 – Participei do *Reality Show* "Casamento à Moda Antiga" no SBT – Surgiram os primeiros sinais de deficiência física;
2006 – Meu pai e minha mãe faleceram;
2012 – Foi diagnosticada a lesão medular no pescoço e realizada a cirurgia;
2019 – Iniciei a carreira de palestrante motivacional;
2020 – Lancei meu primeiro livro: "Meus Últimos 45 dias".

Apêndice B

O QUE DIZEM MEUS AMIGOS

"Histórias como as que contam experiências como a do Roger Chedid carregam em si o poder de confrontar, inspirar, transformar e motivar aqueles que enfrentaram adversidades e sofrimento maiores do que acreditam suportar. A resposta de fé e esperança, dadas as ameaças que lhe sobrevieram, apontam um caminho para aqueles que estão caminhando por túneis escuros, procurando luz."

Apóstolo Rina - Fundador da Bola de Neve Church

"O Roger é um milagre! Sou muito feliz por ser amiga desse cara que, além de multi-atleta é um ser humano sensacional. Vale a pena conhecer sua história que inspira e motiva tanta gente."

Ellen Roche - Atriz e modelo

"Grande ser humano, excelente profissional, agregador de equipes. Sua alegria e caráter contribuiram para que a Bio Ritmo fosse um lugar único. Suas aulas de defesa pessoal feminina e kenpo foram uma baita diferença em nosso negócio. É um privilégio tê-lo como amigo."

Edgard Corona - Empresário fundador da Bio Ritmo Academia

"Um grande amigo em comum me apresentou o Roger que sofria com dores lombares terríveis. Após uma cirurgia bem sucedida, ganhei um amigo e ídolo e pude acompanhar sua trajetória de sucesso e exemplo de superação."

Dr. Alexandre Sadao Iutaka - Médico Cirurgião Ortopedista

"Dificilmente você vê o Roger sozinho. Tem um carisma muito grande! Acredito que um anjo está constantemente protegendo-o. Veja o cabelo de anjinho dele!!! Roger, meu irmão, a vida te moldou para nos ensinar a viver e a nunca sentir pena de nós mesmos!!!! Obrigado!"

Jan Michel Milan - Empresário

"Roger, meu irmão que amo, alta performance em todos os esportes que praticou. Campeão na resiliência e resignação em sua brava missão de ensinar as pessoas a saberem o que é garra e força de vontade de um campeão."

Ricardo Macchi - Ator

Roger Chedid, um lutador, não somente no esporte como atleta, mas principalmente como ser humano. Homem com uma história inspiradora, exemplo de vida.

Como CEO da WIEMSpro Brasil, eu, Xavier Iglesias, tenho muito orgulho em poder fazer parte da trajetória desta pessoa especial que refletiu na construção de uma amizade verdadeira em pouco tempo.

Em nome da marca, lembro que compartilhamos os valores que o Roger transmite: honestidade, determinação e alta capacidade de superação, em que o seu foco e fé são inquebrantáveis, fatores-chave para se ter sucesso na vida. Por isso, é uma grande honra para nós participar ativamente desta fase da vida do Roger, contribuindo com nossa estrutura, equipe e disponibilizando a tecnologia nessa sua caminhada rumo à recuperação e à busca por novas conquistas.

Estamos juntos, Roger!

Pois é assim que nos tornamos mais fortes!

Xavier Iglesias